Thomsen, Odontogene Herde und Störfaktoren

Odontogene Herde und Störfaktoren

Diagnostik und Therapie mittels Elektroakupunktur nach Voll (EAV)

von Dr. med. dent. Joachim Thomsen

mit einem Geleitwort von Dr. med. Reinhold Voll

ML VERLAG

Medizinisch Literarische Verlagsgesellschaft mbH, Uelzen

CIP-Kurztitelaufnahme der Deutschen Bibliothek

Thomsen, Joachim:
Odontogene Herde und Störfaktoren: Diagnostik
u. Therapie mittels Elektroakupunktur nach Voll
(EAV) / Joachim Thomsen. – Uelzen: Medizinisch-
Literarische Verlagsgesellschaft, 1985.
ISBN 3-88136-109-X

Anschrift des Verfassers

Dr. med. dent. Joachim Thomsen
Classenweg 46
2000 Hamburg 65

ISBN 3-88136-109-X

Fotosatz: Dörlemann-Satz, Lemförde
Druck: C. Becker, Uelzen

Inhaltsverzeichnis

Vorwort

Aus der Sicht energetischen Denkens ist die Mundhöhle eingebettet in das System der Akupunktur-Meridiane und der von Voll gefundenen Energiegefäße. Im ZMK-Gebiet gibt es eine Vielzahl von Faktoren, die dieses System von Energieleitbahnen beeinflussen können – positiv und negativ.
Im Rahmen einer Herd- und Regulationsdiagnostik und -therapie ergeben sich folgende Fragen:

1. Findet eine Störung des Energiesystems durch in der Mundhöhle befindliche Faktoren statt, ja oder nein?
2. Welcher Art sind diese Störfaktoren?
3. Wohin wirken diese Faktoren?
4. Welche Stärke in der Fernwirkung oder welche Wertigkeit kommt diesen Störfaktoren zu?
5. Wo im gesamten Körper liegt die dominierende Belastung?
6. Wo muß mit der Therapie begonnen werden?
7. Lassen sich Schäden vermeiden, die durch die Unverträglichkeit dentaler Werkstoffe entstehen können?

Zur Beantwortung dieser Fragen werden die modernen bioelektronischen oder thermographischen Testverfahren eingesetzt. Der Autor wendet in seiner Praxis seit über 20 Jahren die Elektroakupunktur nach *Voll* (EAV) an und hat mit dieser Methode die in diesem Buch niedergelegten Erfahrungen gesammelt. Bei Anwendung anderer Testverfahren müssen die Angaben zur Durchführung des EAV-Testes und Auswertung der Meßergebnisse sinngemäß auf die angewandte Methode übertragen werden.
Um über den EAV-Test eine optimale Aussage zu erhalten, sind umfangreiche klinische und materialkundliche Kenntnisse aus dem ZMK-Gebiet erforderlich, die als Vorinformation in den EAV-Test einfließen.
Vorinformation und Systematik erleichtern den EAV-Test und steigern die Aussagekraft dieser Methode.
Somit wendet sich dieses Buch zunächst an den Zahnarzt. Ihm möge die hier dargestellte Gliederung der Thematik – Herde und Störfaktoren im ZMK-Gebiet – Anregung geben, das eigene Fachgebiet in einer anderen Zuordnung zum Gesamtorganismus zu sehen, als dies aus dem traditionellen morphologischen und materialkundlichen Denken heraus möglich ist. Eine ganzheitliche Betrachtung auf der Basis energetischen Denkens versetzt den Zahnarzt in die Lage, innerhalb seines Fachgebietes diejenigen Faktoren zu erkennen und zu beseitigen, die den Fluß des Lebens hemmen. Dies gilt für bereits eingetretene Schäden als auch zur Vermeidung von Regulationsstörungen infolge individuell unverträglicher Materialien oder biologisch nicht sinnvoller Behandlungsmethoden. Dem Verträglichkeitstest dentaler Werkstoffe vor Beginn einer prothetischen Arbeit kommt eine besondere Bedeutung zu. Dem interessierten Arzt möge dieses Buch eine Übersicht geben über die Vielfalt der im ZMK-Gebiet möglichen Herde und

Störfaktoren. Ergeben sich bei einem Übersichtstest konkrete Hinweise auf das Vorliegen von odontogenen Herden und Störfaktoren, wird der Arzt die Weichen stellen und die Zusammenarbeit mit dem Zahnarzt anstreben. Diesem obliegt dann die differenzierte Diagnostik. Eine zum richtigen Zeitpunkt richtig durchgeführte Entfernung von odontogenen Herden und Störfaktoren ist eine wichtige Teilmaßnahme innerhalb einer ganzheitlichen Therapie. Hier wirken Arzt und Zahnarzt zusammen.

So bedeutungsvoll Herde und Störfaktoren in der Mundhöhle sein können, so sollten sie nicht vom Körper getrennt gesehen (isoliertes Facharztdenken), sondern sinnvoll in das ganzheitliche System der Energieleitbahnen eingeordnet werden. So bilden die von *Voll* gewonnenen Erkenntnisse über die energetischen Wechselbeziehungen zwischen Odontonen und Organen und die von ihm gefundenen Meßpunkte und Energiegefäße die Grundlage zum tieferen Verständnis der hier niedergelegten Erfahrungen.

Dieses Buch möge verstanden werden als Ergänzung zu dem Buch von *Voll* „Kopfherde", auf das wiederholt Bezug genommen wird.

Im Anhang erscheinen die Arbeiten „Können ‚vitale' Zähne am Herdgeschehen beteiligt sein?" „Bakteriologische und histologische Befunde bei klinisch nicht erfaßbaren Zahnherden". Die in diesen Arbeiten behandelte Thematik hat an Aktualität nichts verloren. Zu Beginn der EAV-Arbeit waren die hier beschriebenen Untersuchungen als Beitrag zum Verständnis und zur Richtigkeit des von *Voll* entwickelten Medikamententestes gedacht. Aus den gewonnenen Beobachtungen entwickelte sich ein tieferes Verständnis für Regulationsstörungen.

Zum Geleit

Das vorliegende Buch von Dr. med. dent. *Joachim Thomsen* sollte ursprünglich mit der 2. Auflage meines Buches „Kopfherde" zusammen erscheinen. Der Umfang eines solchen gemeinsamen Werkes wäre aber zu groß geworden, so daß von dem Plan Abstand genommen wurde.

In seinem Buch hat Dr. *Thomsen* die Erfahrungen seiner über zwanzigjährigen Tätigkeit als EAV-Zahnarzt, als jahrelanger erfolgreicher zahnärztlicher EAV-Lehrer auf dem Gebiet der Herddiagnostik und Herdtherapie, was er insbesondere durch eigene Forschung und Herausarbeiten der Störfaktoren im Zahn-, Mund- und Kiefergebiet enorm erweitert hat, niedergelegt. Dadurch ist ein grundlegendes Werk für die Zahnärzte geschaffen worden.

Das Buch zeichnet sich dadurch aus, daß für alle Kapitel Arbeitsrichtlinien geschrieben wurden, so daß jeder Zahnarzt, der die Kopfpunkte der EAV testen kann und die Medikamenttestung beherrscht, zuverlässig und gründlich arbeiten kann. Viele Fallbeispiele aus der Praxis machen die Darstellung der sicherlich nicht ganz leichten Materie sehr lebendig und anschaulich.

Die diagnostische Feststellung der verschiedenen Grade der Metallunverträglichkeiten sowie die Beschreibung der Fehlerquellen bei der Verarbeitung im zahntechnischen Labor geben dem Zahnarzt die Möglichkeit, ätiologisch an die Störfaktoren heranzukommen. Auch die Prothesenunverträglichkeit und ihr therapeutisches Angehen, die Belastung durch Befestigungszemente und Wurzelfüllmaterialien mit ihren Folgen werden eingehend beschrieben.

Den verschiedenen Arten der odontogenen Herde mit ihren gezielten Fernwirkungen wird weiter ein großes Kapitel gewidmet, wo in vollem Umfang die durchgeführte Therapie mit den getesteten zahnärztlichen Nosoden mit begleitender homöopathischer Therapie einschließlich Infektionsnosoden dargestellt ist.

So können Infekte dadurch Schwierigkeiten machen, daß letztere bei den Kopfmeßpunkten Werte von 90 und höher bedingen und somit zunächst die Herdwerte von 82 bis 88 überdecken.

Um das Gebiet der Störfaktoren im Munde vollständig darzustellen, sind auch die Probleme der Implantate in einem besonderen Kapitel zur Darstellung gekommen.

Das Amalgamproblem, was den Zahnärzten hinreichend bekannt ist, wird durch den besonderen Abschnitt Enttoxinierung des Körpers nach Amalgamentfernung bereichert.

Das Testen der Verträglichkeit von dentalen Werkstoffen gibt dem Zahnarzt die Möglichkeit, Dentallegierungen, Prothesenkunststoffe, künstliche Zähne, Füllungsmaterialien, schon zu einem Zeitpunkt zu testen, ehe dieselben in die Mundhöhle montiert werden. Somit kann vermieden werden, daß dentale Werkstoffe zu Störfaktoren werden. Durch die Möglichkeit der EAV-Diagnostik,

Medikament- und Materialtestung kann der EAV-Zahnarzt somit seine Patienten „cito, tuto et iucunde“ zum Erfolg führen.

Ich wünsche dem Buch eine große Verbreitung und viele zufriedene Leser, was der schönste Dank für Dr. *Thomsen* und seine langjährige Forschungsarbeit sein würde. Ich selbst beglückwünsche ihn zu seinem hervorragenden Buch.

Dr. med. Reinhold Voll
Begründer der Elektroakupunktur nach Voll

Einleitung

Aufgrund der Forschungsergebnisse Prof. *Pischingers* und Mitarbeiter kann der Herdbegriff folgendermaßen definiert werden:

Ein Herd ist:
1. ein chronisch veränderter Gewebebezirk im Vegetativen Grundsystem
2. aus organischem oder anorganischem Material
3. welches nicht mehr abbaubar und über die Nekrose oder Entzündung eliminierbar ist
4. und von dem eine Fernwirkung ausgeht, da die örtliche Abwehrschranke durchbrochen ist.

M. Glaser und *R. Türk* schreiben in ihrem Buch „Herdgeschehen, Diagnostik und Therapie": Die gegenwärtig allgemein akzeptierte Definition des Herdes nach den heute gültigen Forschungsergebnissen lautet:

> „Der Herd ist diejenige krankhafte lokale Veränderung im weichen Bindegewebe mit noch nicht abbaufähigem Material, mit der sich die lokalen und allgemeinen Abwehrreaktionen in ständiger aktiver Auseinandersetzung befinden.
> Erst mit dem Zusammenbruch der lokalen Abwehrschranke durch endogene oder exogene Faktoren beginnt die Fernwirkung des Fokus auf den Organismus und damit die allgemeine Herderkrankung".

Entscheidend wichtig ist die Fernwirkung. Ohne diese handelt es sich um einen örtlichen Prozeß, womit der Herdcharakter entfällt. Eine lokale Gewebeveränderung kann in sich die Latenz zu einem Herd bergen.
Wird die Abwehrlage des Körpers gemindert oder bricht sie zusammen, wozu die verschiedensten Faktoren beitragen können, kann aus der lokalen Gewebeveränderung der akute Herd werden. Unterschied zwischen Herd und Störfeld aus der Sicht der EAV:

Herd

Im EAV-Test Meßwerte zwischen 82–88 mit Zeigerabfall. Ein Herd stört auf der Seite seines Sitzes die Energieleitbahn, der er zugeordnet ist. Siehe *Voll* „Energetische Wechselbeziehungen zwischen Odontonen und Organen". Beispiel im ZMK-Gebiet: Intradentaler Herd, enossaler Herd.

Störfeld

Im EAV-Test Meßwerte von 90 und mehr mit Zeigerabfall. Dem EAV-Befund liegen Stauungen in größeren Bezirken mit Verjauchung und Abflußbehinderung zugrunde.
Im EAV-Test ist meßtechnisch nachzuweisen, daß die dentalen Werkstoffe und

Medikamente, besonders die Metalle, die Eigenschaft haben, bei bestimmten Patienten mehrere Energieleitbahnen gleichzeitig, z.T. verschieden stark zu beeinflussen. Dies kommt einer Steuerungsfunktion gleich mit positiver oder negativer Wirkung. Besonders stark zielt diese Wirkung auf zwei Energiegefäße – den Endokrinen Meridian und das Nervendegenerationsgefäß, – die ihrerseits übergeordnete Systeme im Körper energetisch steuern.
Das verursachende Agens läßt sich nicht in den oben genannten Herdbegriff einordnen. Eine Brücke oder eine Prothese aus unverträglichen Werkstoffen ist keine krankhafte Veränderung im weichen Bindegewebe. Der Begriff des Störfeldes kann ebenfalls nicht zwanglos angewendet werden auf Fremdstoffe, die künstlich in den Organismus eingebracht sind.
Es erscheint sinnvoller von Störfaktoren zu sprechen.
Für dentale Werkstoffe, dentale Medikamente und toxische Eiweißzerfallsprodukte, die mehrere Energiegefäße gleichzeitig stören, werden in diesem Buch die Begriffe „Störfaktor mit übergeordneter Steuerungsfunktion" – oder – „übergeordnete Belastung" – verwendet.

Störfaktor	**Herd**
Übergeordnete Belastung	untergeordnete Belastung
belastet mehrere Meridiane oder Energieleitbahnen gleichzeitig, z.T. verschieden stark	belastet das Meridianpaar, dem das Odonton zugeordnet ist
belastet ubiquitär	belastet gezielt

Um einen EAV-Test gedanklich vorzubereiten und systematisch durchzuführen, wurde folgende Gliederung gewählt:

Störfaktoren und Herde im ZMK-Gebiet

I. Störfaktoren mit übergeordneter Steuerungsfunktion: Dentale Werkstoffe und Medikamente
II. Herde mit gezielter Fernwirkung
   1. Enossale Herde
   2. Intradentale Herde
   3. Fremdkörper im Kieferknochen
III. Narben
IV. Implantate
V. Bakterielle und virale Infektionen

Diese Einteilung soll eine Übersicht geben über die möglichen Störfaktoren und Herde im ZMK-Gebiet und ist gedacht als Hilfe bei der gedanklichen Vorarbeit und der systematischen Durchführung eines EAV-Testes.
Es soll hier nicht der Eindruck erweckt werden, als ob das gesamte ZMK-Gebiet nur

aus Störfaktoren und Herden bestünde. Ausdrücklich muß betont werden, daß es sich um Möglichkeiten von Störfaktoren und Herden handelt, die der Arzt/Zahnarzt in seine Untersuchung mit einzubeziehen hat.
Es dürfte auf der Erde wohl keinen Stoff geben, der von allen Menschen gleichermaßen gut vertragen wird. Dies gilt auch für die dentalen Werkstoffe und Medikamente.
Der Mensch der heutigen Zeit ist in zunehmendem Maße einer Fülle von Toxinen ausgesetzt. Die Summation von Umweltgiften, denaturierter Nahrung, allopathischen Medikamenten, physikalischen und chemischen Noxen führt an eine Grenze, von der ab die oben genannten möglichen Störfaktoren und Herde im ZMK-Gebiet nicht mehr einreguliert werden können. Dies ist von Mensch zu Mensch verschieden. Vor einer Verallgemeinerung muß gewarnt werden
Die Aufgabe des Arztes/Zahnarztes ist es festzustellen, ob Störfaktoren und Herde im ZMK-Gebiet vorliegen und welcher Stellenwert ihnen bei einer gestörten Regulation zukommt. Darüber hinaus ist es die Aufgabe eines biologisch denkenden Zahnarztes, vor der Planung von prothetischen Behandlungen die Untersuchung der Materialverträglichkeit durchzuführen, um Folgeschäden aufgrund unverträglicher dentaler Werkstoffe zu vermeiden.

I. Störfaktoren in der Mundhöhle mit übergeordneter Steuerungsfunktion

Eine übergeordnete Steuerungsfunktion von Störfaktoren oder übergeordnete Belastung kann ausgehen von folgenden Faktoren:

- Metalle
- Kunststoffe
- Nichtmetallische Füllungsmaterialien
- Befestigungszemente
- Wurzelfüllmaterialien
- Toxische Eiweißzerfallsprodukte
- Allopathische Medikamente

Diese Stoffe sind in der Lage, mehrere Energieleitbahnen (Meridiane, Energiegefäße) gleichzeitig, z.T. verschieden stark, zu beeinflussen. Daraus ergibt sich, daß deren Steuerungsfunktion der gezielten Fernwirkung eines Odontons auf nur einem Meridian übergeordnet ist.

Es kommt häufig vor, daß bei einem Patienten von mehreren zahnärztlichen Werkstoffen gleichzeitig übergeordnete Belastungen ausgehen, die jedoch verschieden stark sind. Man kann von einer Schichtung der Belastungen sprechen.

Nach Beseitigung von Störfaktoren mit übergeordneter Steuerungsfunktion in der ersten Therapiephase folgt die zweite Diagnostikphase, in der dann schwer erkennbare odontogene Herde (röntgenologisch nicht darstellbare Strukturveränderungen) besser und mit größerer Sicherheit testbar werden. Zwischen dem Einbringen eines unverträglichen Werkstoffes und dem Auftreten von Beschwerden können häufig Monate oder Jahre vergehen, so daß anamnestisch ein zeitlicher Zusammenhang schwer darstellbar ist.

Die durch die oben aufgeführten Störfaktoren hervorgerufenen Krankheitssymptome erstrecken sich über den gesamten Organismus und sind in allen Facharztbereichen zu finden. Dieselben Symptome können aber auch andere Ursachen haben, die nicht im ZMK-Gebiet zu suchen sind. Der menschliche Organismus ist relativ arm an Symptomen, um auf alle heute bekannten Noxen spezifisch zu reagieren.

Wegen der geklagten Beschwerden kommen die Patienten zuerst zum Arzt oder Facharzt.

Die Ärzte müssen wissen, daß bestimmte Symptome innerhalb ihres Fachbereiches den Verursacher im ZMK-Gebiet haben. Mit Hilfe eines Übersichtstestes können differentialdiagnostisch die Weichen gestellt werden.

Der Zahnarzt muß zur Kenntnis nehmen, daß die biologische Verträglichkeit der von ihm verwendeten Werkstoffe nicht bei allen Menschen gleich gut ist. Dies ist eine Realität und unabhängig von der stilgerechten Durchführung einer zahnärztlichen Behandlung.

Dem Zahnarzt obliegt die Diagnostik, welche Werkstoffe belasten und entfernt werden müssen.

In einem späteren Testgang hat er zu prüfen, welche Werkstoffe individuell vertragen werden.

Metalle

Für die Metalle in der Mundhöhle wird folgende Einteilung vorgenommen:

I. Amalgam
II. Dentallegierungen
   a) Edelmetallegierungen = EM-Legierungen
   b) Nichtedelmetallegierungen = NEM-Legierungen
   c) Edelmetallreduzierte Legierungen

Zu I. *Amalgam*
Vorbemerkungen

1. Das Amalgam ist noch heute das am meisten verwendete Füllungsmaterial.
2. Die vom Amalgam ausgehenden möglichen Schädigungen übertreffen an Häufigkeit alle anderen Störmöglichkeiten in der Mundhöhle.
3. Jedes Organ, jedes Gewebssystem oder jeder Funktionskreis im Körper kann durch Amalgam geschädigt werden. Ob dies zutrifft oder nicht, kann nicht allgemein bejaht oder verneint werden, sondern ist für jeden Patienten individuell zu überprüfen. Wer sich als Arzt/Zahnarzt diese Einstellung zu eigen macht, steht außerhalb oder über den zahllosen Diskussionen für oder gegen das Amalgam in Fach- und Laienkreisen. Die Amalgamintoxikation hat eine interdisziplinäre Bedeutung. Sie zeigt, welche Verantwortung der Zahnarzt bei seiner täglichen Arbeit hat und wieweit er durch sein Tun in den gesamten Organismus eingreifen kann.

Zur Diagnostizierung der Amalgamintoxikation benötigt der Untersucher ein Wissen und Können, das den Rahmen der konventionellen Ausbildung überschreitet:

1. Toxikologie, Leitsymptome der Komponenten des Amalgams.
2. Klinische Symptome der Amalgamintoxikation.
3. Spezielle anamnestische Angaben.
4. Messung von Spannungen und Strömen in der Mundhöhle.
5. EAV-Test zur Untersuchung funktioneller Zusammenhänge. Die Beziehung zwischen gesetzter Ursache = Amalgamfüllung und dem klinischen Erscheinungsbild ist zu klären.

Zu 1. *Toxikologie, Organotropie und Leitsymptome der Komponenten des Amalgams*

Die Angaben zur Toxikologie und Organotropie sowie die Leitsymptome von Argentum metallicum, Cuprum metallicum, Mercurius solubilis, Stannum metallicum und Zincum metallicum sind entnommen aus *Zimmermann* „Homöopathische Arzneitherapie“ 2. Auflage, Band 1 der Biologischen Taschenbuchreihe, 1974, Verlagsbuchhandlung Johannes Sonntag.

Argentum metallicum
Wirkungsrichtung:
1. Vegetatives, peripheres und zentrales Nervensystem zunächst in Form einer Erregung, später in Form einer Lähmung.
   Neurotropie des Mittelbildes.
2. Schleimhäute (bevorzugt Magen-Darm-Trakt) durch vegetativ-zentralnervöse Steuerung.
3. Drüsensysteme (bevorzugt Niere).

Leitsymptome:
Schwäche, Schwindel, Ohrensausen, Schleimhautulzerationen.

Wirkung auf:
Psyche, zentrales Nervensystem, Herz und Kreislauf, Atmungsorgane, Verdauungsorgane, Urogenitalorgane.

Cuprum metallicum
Wirkungsrichtung:
1. Katalysator für die Enzyme des Zellstoffwechsels, Pigmentstoffwechsels.
   Katalysator für die Oxydationsfermente.
2. Spastik des ZNS und vegetativen Nervensystems mit Reizung der willkürlichen und unwillkürlichen Muskulatur einschließlich aller Hohlorgane.
3. Vagusreizung.

Leitsymptome:
Krämpfe von Fingern und Zehen ausgehend, anfallsweise Übelkeit mit Druck-und Krampfgefühl im Magen. Das wichtigste Symptom von Cuprum ist die Krampfneigung bzw. sind Krämpfe.

Wirkung auf:
Herz und Kreislauf, Atmungsorgane, Verdauungsorgane, Bewegungsorgane.

Mercurius solubilis
Wirkungsrichtung:
RES, Haut, Schleimhäute, lymphatisches System, zentrales Nervensystem mit psychischem Erethismus.

Leitsymptome:
Profuse Schweiße, die keine Besserung, sondern manchmal Verschlimmerung bringen. Übler Geruch des gesamten Körpers, oberflächliche Ulzerationen, Hautjucken, besonders bei Bettwärme, Tenesmen im Enddarmbereich.

Wirkung auf:
Psyche, zentrales Nervensystem, Atmungsorgane, Verdauungsorgane, Urogenitalorgane, Bewegungsorgane, Haut, Affinität zu den SH-Gruppen des Eiweißmoleküls, somit auch im Blut also ubiquitär.

Stannum metallicum
Wirkungsrichtung:
1. Atmungsorgane, mesenchymales Gewebe.
2. Enteroptose = Herabsinken des Darmes, besonders des Colon transversum, ferner auch andere Baucheingeweide bei Erschlaffung ihrer Ligamente.

Leitsymptome:
Schmerzen und Koliken um den Nabel, Gefühl der Leere im Magen, Erbrechen durch Küchengeruch, Kehlkopf- und Bronchialbeschwerden.

Wirkung auf:
Psyche, ZNS, Atmungsorgane, Verdauungsorgane, Bewegungsorgane, Urogenitalorgane.

Zincum metallicum
Wirkungsrichtung:
1. Oxydationskatalysator.
2. Cofermentwirkung (Carboanhydrase).
3. ZNS, motorisches Nervensystem.

Leitsymptome:
Unruhe der Beine, Zittern am gesamten Körper, Atemnot mit Konstriktionsgefühl um den Thorax.

Wirkung auf:
Verdauungsorgane, Urogenitalorgane, Bewegungsorgane.

Einigen Amalgamen sind noch andere Metalle beigemengt, z.B. Cadmium, Indium. Innerhalb des Metallgemenges Amalgam kommt es zur Überlagerung der toxikologischen Wirkungsbilder der Komponenten. Daraus resultiert eine Fülle klinischer Symptome, die man in ihrer Gesamtheit vereinfachend als Unverträglichkeitserscheinungen zusammenfassen kann.

Klinische Symptome der Amalgam-Intoxikation

1. Allgemeine Symptome:
   Zittern, Tremor mercurialis,
   Schlaflosigkeit,
   Appetitlosigkeit,
   rasche Ermüdung, allgemeine Mattigkeit,
   herabgesetztes Reaktionsvermögen,
   Schwächegefühl in den Extremitäten.

2. Nervensystem
   Degenerative Nervenerkrankungen an Gehirnnerven,
   ZNS und Veg. NS,
   Konzentrationsschwäche,
   Gedächtnisschwund, verminderte Aufnahmefähigkeit,

Erethismus mercurialis = hochgradige Nervosität
(krankhafter Reiz- oder Erregungszustand).

3. Psychische Symptome:
   Depression bis hin zum Suizidgedanken,
   Mißmut, Gereiztheit, Unruhe.

4. Therapieresistenz bei:
   Erkältungskrankheiten,
   Angina tonsillaris,
   Sinusitis, Rhinitis.

5. Kopf:
   Kopfschmerzen, Migräne, Gesichtsneuralgien,
   Zungenbrennen, Trockenheit im Mund, Aphthen,
   Zahneindrücke an den Zungenrändern,
   Metallgeschmack im Mund,
   Nackenkopfschmerzen,
   Schwindel.

6. Augen:
   Sehstörungen unklarer Genese,
   Iritis, periokulare Ödeme,
   Augen haben kein Leuchten.

7. Ohren:
   Ohrensausen.

8. Lunge:
   Bronchialasthma.

9. Herz:
   Arrythmien.

10. Magen-Darm:
    Durchfälle, Erbrechen,
    Colitis ulcerosa,
    Gastroenteritis,
    Stuhlzwang (Tenesmus), schmerzhafte entzündliche Reizung der Mastdarmmuskulatur.

11. Blase:
    Harnzwang (Tenesmus), schmerzhafte entzündliche Reizung der Blasenmuskulatur.

12. Haut:
    Haarausfall, Haare haben keinen Glanz,
    Hautjucken, Hautausschläge, Gesichtshaut schmutzig grau, lokalisierte Erytheme.

13. Gelenke:
    Gelenkbeschwerden,
    Rheumatische Störungen.

Für die oben angeführten klinischen Symptome gilt, daß hierfür auch andere Ursachen infrage kommen können. Der menschliche Organismus ist relativ arm an Symptomen, um auf spezifische Reize spezifisch antworten zu können.

Zu 3. *Spezielle anamnestische Angaben*

a) Bei subtiler Herdanamnese kann in manchen Fällen ein zeitlicher Zusammenhang zwischen dem Einbringen von Amalgamfüllungen und dem Auftreten von Unverträglichkeitssymptomen (s. Seite 18) erarbeitet werden.
   Häufig geben die Patienten von sich aus konkrete Hinweise, die aber nur der in der Herddiagnostik geschulte und erfahrene Arzt/Zahnarzt richtig zu würdigen weiß.
b) Metallgeschmack im Munde.
   Gefühl, als wenn man auf Stanniol beißt.
c) Leichter „elektrischer Schlag" beim Schließen des Mundes bzw. beim Berühren der unteren und oberen Zahnreihe.
d) Therapieresistenz und Chronizität aller Leiden – „nichts hat bisher geholfen" – kann ein Hinweis auf eine Amalgamintoxikation sein.

Die vorstehend genannten klinischen Symptome der Amalgamintoxikation sollten anamnestisch erfragt werden, sofern der Patient nicht von sich aus Beschwerden dieser Art äußert. Viele Patienten sind dem Arzt/Zahnarzt dankbar, daß er auf Beschwerden eingeht, die sonst schwer einzuordnen sind.

Zu 4. *Messung von Spannungen und Strömen in der Mundhöhle*

Es gibt verschiedene Voltmeter und Ampéremeter auf dem Markt. Im Rahmen der Herd- und Störfelddiagnostik hat sich dem Autor das Potentialmeßgerät der Firma Pitterling besonders gut bewährt. Es ist leicht zu handhaben, die Elektroden sind auswechselbar und können im Autoklaven sterilisiert werden. Durch Tastendruck kann wahlweise auf Spannung – oder Strommessung geschaltet werden. Am Ende der Strommessung kann der gespeicherte Höchstwert abgerufen werden.

Die Messungen sind möglich:

1. Zwischen Mundschleimhaut und Metall (Amalgamfüllung, Krone, Brücke, Inlay, Lötstelle, Modellgußbasis, Zinnkappe).
   Eine Elektrode wird an die Mundschleimhaut gelegt, die andere Elektrode an die jeweilig zu messende Metallarbeit.

2. Zwischen Metallen untereinander, z.B.:

Amalgamfüllung	–	Amalgamfüllung
Amalgamfüllung	–	Inlay, Krone oder Brücke
Amalgamfüllung	–	Modellgußbasis
Krone	–	Modellgußbasis

   Beide Elektroden werden je an eine Metallarbeit gelegt.

3. Zwischen dem Körper und einer Metallarbeit in der Mundhöhle. Hierbei wird als Körperelektrode eine Handelektrode verwendet. Diese Messung ist möglich aber nicht üblich.

Durchführung der Messungen

Begonnen wird mit der Spannungsmessung. Durch Tastendruck wird das Meßgerät betriebsbereit gemacht und auf Spannungsmessung eingestellt.
Bei der Spannungsmessung wird kein Strom verbraucht. Das Potential in der Mundhöhle bleibt bestehen. Die Spannungsmessung ist sofort reproduzierbar.
Die statische Aufladung im Umfeld des Untersuchungsplatzes wird vom Gerät angezeigt bevor überhaupt die Elektroden in der Mundhöhle angelegt sind. Dies sollte den Untersucher nicht irritieren. In dem Moment, wo die Elektroden an die zu messenden Objekte in der Mundhöhle angelegt sind, wird nur die dort vorhandene Spannung gemessen. Die statische Aufladung des Patientenumfeldes ist in der Mundhöhle nicht mehr vorhanden. Technisch ist es möglich, die Anzeige der statischen Aufladung des Umfeldes des Untersuchungsplatzes zu unterdrücken. Dies würde aber die in der Mundhöhle zu messenden Werte verfälschen.
Durch Tastendruck wird das Gerät auf Strommessung umgeschaltet. Bei der Strommessung wird der von einer Metallarbeit ausgehende Strom verbraucht. Dies drückt sich aus durch ein rasches Absacken des Zeigers der Meßskala bis zum Nullwert. Die Strommessung ist nur bedingt reproduzierbar. Es dauert eine Zeit, die von Patient zu Patient verschieden ist, bis durch erneute Strombildung der Anfangswert wieder erreicht ist. Dieser Vorgang gilt selektiv für die Messung an einer Metallarbeit. Die anderen Metallarbeiten können, sofern sie mit der ersten nicht in Kontakt stehen, der Reihenfolge nach durchgemessen werden.
Da der Zeiger der Meßskala nach Erreichen des Meßwertes auf Null absinkt, ist ein schnelles Ablesen des Meßwertes erforderlich. Wird der Meßvorgang gespeichert, kann der Meßwert nach Tastendruck in Ruhe abgelesen werden. Die Spannungswerte werden in Volt (V) oder Millivolt (mV) angegeben. Die Stromwerte werden in Mikroampère (μA) angegeben.

Dokumentation der Meßwerte

Es ist zweckmäßig, die Meßdaten auf einem gesonderten Formular festzuhalten. Die folgende Tabelle auf Seite 22 zeigt dies an einem Fallbeispiel.
Bei der Therapie der Amalgamintoxikation wird in dem Kieferabschnitt (Quadrant) begonnen, wo die höchsten Stromwerte gemessen wurden. Für Zwischenkontrollen während der schrittweisen Therapie einer Belastung durch Dentallegierungen (s. Seite 134) ist ein Vergleich mit den Anfangswerten vonnöten. In beiden Fällen ist die Dokumentation der Meßwerte bei der Erstuntersuchung von Bedeutung.

Toleranzgrenzen

Für die Spannungswerte in der Mundhöhle werden allgemein 100 mV als Toleranzgrenze angesehen.

Spannungsmessung zwischen Mundschleimhaut und den Zähnen:	mV	**Strommessung** zwischen dem Zahn 14 mit einer GF und den Zähnen:	μA
45 AM	320	45	6
46 AM	270	46	5
47 AM	200	47	8
48 AM	540	48	17
35 AM	450	35	12
36 AM	200	36	4
37 AM	360	37	9
38 AM	590	38	19
24 AM	230	24	4
25 AM	240	25	7
26 AM	310	26	11
27 AM	600	27	23
14 GF	0		
15 AM	340	15	12
16 AM	370	16	10

Zeichenerklärung: GF = Goldfüllung
AM = Amalgamfüllung

Formulare für die Dokumentation der Meßwerte sind erhältlich bei der Firma Staufen-Pharma, Göppingen. Siehe Abbildung auf Seite 23.

Für die Stromwerte in der Mundhöhle werden allgemein 3 μA als Toleranzgrenze angesehen.
Die in der Mundhöhle gemessenen Werte für Spannungen und Ströme sind nur physikalische Meßdaten. Sie geben keine Auskunft über das Reaktionsverhalten des Organismus. Aufgrund dieser oder anderer rein technischer Meßdaten kann der Untersucher folgende Fragen nicht beantworten.

a) Stellen die gemessenen Spannungen und Ströme eine so starke Belastung für den Organismus dar, daß eine Amalgamentfernung erforderlich ist?
b) Auf welche Organe oder Funktionssysteme wirken das Amalgam oder eine seiner Komponenten?
c) Sind außer einer Amalgamintoxikation noch andere Belastungen vorhanden, die ähnliche oder gleiche Symptome hervorrufen?
d) Welche von mehreren Belastungen ist die stärkste und wo muß mit der Therapie begonnen werden?

Aus der Sicht des energetischen Denkens genügen überschrittene Toleranzgrenzen bei der Spannungs- und Strommessung nicht, um darauf eine Diagnose „Amalgamintoxikation“ oder „Belastung durch Amalgam“ abzustützen. Dasselbe gilt für Dentallegierungen. Eine Diagnostik auf der bioenergetischen Ebene und der

Datum:

Patient:

1. Spannungsmessung					2. Strommessung		
MSCHL-Zähne	MAT.	mV	HW 1 - ZÄ mV		HW 1 - ZÄ µA		

Erklärungen der Abkürzungen

MAT = Material
AM = Amalgam
BG = Brücke/Gold
CKM = Chrom-Kobalt-Molybdän
MK = Metallkeramik

GF = Goldgußfüllung
GK = Goldkrone
KF = Kunststoffüllung
MSCHL = Mundschleimhaut
HW 1 = Zahn mit Höchstwert d. Erstmessung

Formblatt 10 · EAV-Arbeitskreise Hamburg zu beziehen durch: **Staufen-Pharma GmbH & Co.** Bahnhofstr. 35 7320 Göppingen

hier einwirkenden Faktoren mit übergeordneter Steuerungsfunktion ist nur möglich mit einer hierfür geeigneten Methode: dem EAV-Test.

Der Wert der Spannungs- und Strommessung

1. Kontrolle von prothetischen Arbeiten aus Dentallegierungen vor dem endgültigen Einsetzen. Hat das zahntechnische Labor die Dentallegierung lege artis verarbeitet, können bei der Spannungs- und Strommessung im Munde kaum Zeigerausschläge am Gerät beobachtet werden, zumindest bleiben sie weit unter den oben genannten Toleranzgrenzen.
2. Hinweis auf die Möglichkeit von metallischen Störfaktoren. Der Verdacht muß mittels EAV-Test bestätigt oder ausgeschlossen werden.
   Es gibt Patienten, bei denen die ermittelten Werte für Spannungen und Ströme unter den angegebenen Toleranzgrenzen liegen sowohl bei Amalgamfüllungen als auch bei Metallarbeiten. Im EAV-Test zeigt sich, daß dennoch eine Metallbelastung besteht.
   Umgekehrt gibt es Patienten mit hohen Meßwerten für Spannungen und Ströme bei Amalgamfüllungen und Dentallegierungen. Im EAV-Test zeigt sich, daß für die geklagten Beschwerden metallische Störfaktoren als Ursache nicht fungieren – zumindest nicht zum Zeitpunkt der Untersuchung.
3. Hinweis auf die Möglichkeit, daß der EAV-Test gestört werden kann.
   Für den EAV-Test wird im Dermatron ein Meßstrom (Gleichstrom) erzeugt, für den folgende Daten angegeben werden:
   Spannung: 135–2070 mV, im Mittel 900 mV
   Stromstärke: 11,25–5,5 μA, im Mittel 9 μA
   Im Munde sind Stromstärken von 10–20 μA und mehr keine Seltenheit. In dieser Größenordnung müssen sie als Störquelle für den Testvorgang angesehen werden. Unter derartigen Bedingungen kann der Stromreiztest nicht mit der gebotenen Sorgfalt durchgeführt werden.
   Diese für den zahnärztlichen Bereich spezielle Form des EAV-Testes dient zur feinsten Differenzierung von Herden, vor allem von Zahn- und Kieferherden ohne röntgenologisch erkennbare Strukturveränderungen, z.B. chronische Ostitiden im Leerkieferbereich, intradentale Herde.

   Die Störung des EAV-Testes durch Amalgam und Dentallegierungen kann dreifacher Art sein:

   a) Die Stärke der Strombildung in der Mundhöhle kann den Teststrom beeinflussen.
   b) Die von Amalgamfüllungen und Dentallegierungen ausgehenden übergeordneten Belastungen können so dominieren, daß darunter liegende odontogene Herde nicht mit Sicherheit diagnostizierbar sind. Problem der Schichtung!
   c) Ein beim EAV-Medikamententest erreichter Ausgleich bleibt nicht lange stabil, der Skalenwert 50 kann nicht gehalten werden. Dies gilt für die Kopfherdtestung als auch für die Körpertestung.

Die ständige Strombildung und der ständige Nachschub von Metallionen wirken als dauernder Störfaktor.

Abhilfe:

Entladen der „Mundbatterie“, indem man mit einem feuchten Metallinstrument über die Amalgamfüllungen oder Arbeiten aus Dentallegierungen fährt. Häufigeres Nachstecken der Testampullen zum Ausgleich des Nachschubes der Metallbelastung.

Vergleich zwischen Spannungen in der Mundhöhle und dem Gewebepotential. Die Aufgabe der Zellmembran ist zu trennen und zu vermitteln. Sie ist verantwortlich für die Stoffaufnahme in fester Form (Phagozytose), in flüssiger Form (Extrusion), für den Stoffdurchtritt (Permeation) und für den Stofftransport von einem Stoffwechselraum in den anderen. Durch die unterschiedliche Ionenverteilung zwischen Intra- und Extrazellularraum besitzt die Zellmembran ein elektrisches Potential (Membranpotential), welches zwischen 50 bis 100 mV liegt und funktionsabhängig ist. Bei Nervenzellen beträgt das Ruhepotential 50 mV, das Potential bei Erregung 130 mV.

Vereinfachend kann man sagen, daß bioelektrische Vorgänge im Gewebe sich abspielen in einer Größenordnung von 50 bis 130 mV. Diese Meßwerte begrenzen den normergischen oder normalphysiologischen Bereich und sind Ausdruck eines gesunden reaktionsfähigen Organismus.

Die in der Mundhöhle meßbaren Spannungen liegen häufig über 100 mV, Werte von 600 bis 700 mV sind keine Seltenheit.

In der Biologie kann man mit extrem kleinen Reizen Wirkungen erzielen.

Der biologisch denkende Arzt/Zahnarzt muß sich mit den Größenordnungen Millivolt (1/1000 Volt) und Mikroampère (1/1000000 Ampère) befassen.

Die in mV und μA angegebenen Maßdaten lassen keine Aussage über das Reaktionsverhalten des Organismus zu. Dies ist erst möglich mit Hilfe des EAV-Testes.

Zu 5. *EAV-Test*

a) Meßpunkte
b) Testampullen
c) Vorgehen

Meßpunkte:

6 Kiefermeßpunkte

Lymphgefäßmeßpunkte 1., 1a., 2. und 3.

Da das Amalgam, besonders das Quecksilber, den gesamten Körper belasten kann, kommen bei einem großen EAV-Test in Frage:

Kontrollmeßpunkte aller Organmeridiane und bei Zeigerabfall die entsprechenden 4 Organmeßpunkte

Meßpunkte für die vegetativen Plexus

Meßpunkte für die neuen von *Voll* gefundenen Energiegefäße.

Nicht in jedem Falle ist ein großer EAV-Test nötig. In sehr vielen Fällen genügt es, außer den Kiefer- und Lymphgefäßmeßpunkten die für den jeweiligen Fall relevanten Meßpunkte für die Diagnostik zu verwenden.

2 Beispiele:
Bei Herzrhythmusstörungen werden gemessen:
8e. He. = MP Plexus cardiacus
7. He. = MP Herzreizleitungssystem

Bei einer Amalgambelastung werden an diesen Meßpunkten nach Ausgleich der Lymphgefäßmeßpunkte 1., 1a., 2. und 3. zusätzlich eine oder mehrere Ampullen Argentum met. D 6 zum Ausgleich benötigt.
Zahnärzte und Zahnarzthelferinnen können die Symptome einer Amalgamintoxikation aufweisen, ohne daß sie Amalgamfüllungen im Munde haben. Bei dieser Berufsgruppe gelangt Amalgamstaub oder Quecksilberdampf per inhalationem in die Luftwege. Die Intoxikation ist dann deutlich testbar an den Meßpunkten

9a. Lu. = Meßpunkt Plexus bronchialis
10c. Lu. = Kontrollmeßpunkt Lunge
10. Lu. = Meßpunkt Bronchien
10b. Lu. = Meßpunkt Bronchioli
2. Meßpunkt Allergiegefäß

Wird mittels EAV-Test an den für den Fall relevanten Meßpunkten eine deutliche Amalgamintoxikation festgestellt, würden weitere Messungen an weiteren Meßpunkten das Gesamtbild der Intoxikation abrunden helfen und hätten wissenschaftlichen Charakter. An der EAV-Diagnose „Amalgamintoxikation" und der folgenden Therapie würde dies nichts ändern.

Testampullen für die EAV-Diagnostik der Amalgamintoxikation:

ZW 21	Silberamalgam
ZW 20	Kupferamalgam
Sdf.	Non gamma 2 Amalgam
HM 48	Argentum metallicum
HM 79	Cuprum metallicum
HM 31	Mercurius solub.
HM 8	Stannum metallicum
HM 35	Zincum metallicum

Hinweis für Ärzte: Non gamma 2 Amalgam ist ein Silberamalgam, bei dem der Zinnanteil reduziert und der Kupferanteil erhöht ist mit der Absicht, daß nach dem Aushärten der Füllung kein Quecksilber auf der Füllungsoberfläche mehr freigesetzt wird.

Das Vorgehen beim EAV-Test zur Verifizierung einer Amalgamintoxikation

1. a) Messung der Lymphgefäßmeßpunkte 1., 1a., 2. und 3. und der 6 Kiefermeßpunkte.
   b) Messung zusätzlicher für den Fall relevanter Meßpunkte,
   Bei Herzbeschwerden:
   KMP Herz = 8c. He.
   MP Herzreizleitungssystem = 7. He.
   MP Plexus cardiacus = 8e. He.
   Bei Gelenkbeschwerden:
   KMP Gelenkdegeneration
   1., 2., 3. MP Gelenkdegeneration
   c) Messung aller Kontrollmeßpunkte an Händen und Füßen sowie der vier Organmeßpunkte derjenigen Meridiane, bei denen die Kontrollmeßpunkte auffällige Werte zeigen.

2. Einsetzen der Testampullen.
   Mit Hilfe der oben genannten Testampullen wird ein Ausgleich in Richtung Normergie (50 Skalenteile auf dem Dermatron) angestrebt.
   Begonnen wird mit dem Gesamtpräparat Silberamalgam, wenn dieses nicht paßt Kupferamalgam oder Non gamma 2 Amalgam. Es werden nacheinander soviele Ampullen der untersten Potenz (D 6) eingesetzt, bis keine weitere Wertverbesserung mehr zu erzielen ist.
   Danach wird eine weitere Verbesserung in Richtung Normergie angestrebt mit den Testampullen für die Komponenten des Amalgams. Diese lassen eine weitgehende Differenzierung zu, z.B. Mercurius solubilis für das Lymphsystem und den Darm, Stannum und Zincum für das Endokrinium und die Konstitution.

3. Bewertung.
   Eine Verbesserung von 10 Skalenteilen durch Einsatz einer Ampulle D 6 deutet schon auf eine eindeutige Energiestörung hin. Meistens werden für schwere Energiestörungen mehrere Ampullen D 6 zum Ausgleich benötigt.
   Aus der Differenz zwischen Anfangswert und Meßwert nach Einsetzen der Testampullen sowie aus der Zahl der benötigten Testampullen in D 6 ersieht man die Stärke der Intoxikation bzw. der Energiestörung.
   Die Beobachtung, daß durch Einsatz der Testampullen für die Amalgambelastung eine Vielzahl von weiteren Meßpunkten auszugleichen geht, ist so zu deuten, daß von dem Amalgam und seinen Komponenten eine übergeordnete Steuerungswirkung ausgeht. Auf diese Weise überzeugt man sich am besten, daß die Amalgamintoxikation von interdisziplinärer Bedeutung ist.
   Die Belastung einzelner Organe oder Gewebssysteme kann unterschiedlich sein, jedoch gibt es keinen Körperabschnitt, der nicht durch Amalgam belastet werden kann.
   Bereits beim Ausgleich durch 1 Ampulle Silberamalgam D 6 ist die Indikation für die Entfernung der Amalgamfüllungen gegeben.

Besonderheit der Amalgamintoxikation

Wenn kein sichtbares Amalgam in der Mundhöhle vorhanden ist, kann dennoch eine massive Amalgambelastung getestet werden. An den Lymphgefäßmeßpunkten oder den für den Fall relevanten Meßpunkten werden eine oder mehrere Testampullen von Amalgam oder dessen Komponenten in der D 6 oder D 8 zum Ausgleich benötigt.
In diesen Fällen kann man davon ausgehen, daß unter Füllungen, Kronen oder Brücken noch restliches Amalgam vorhanden ist, meistens ohne Unterfüllung.
Von einigen Schulen wird sogar die Aufbaufüllung aus Amalgam mit nachfolgender Krone aus Edelmetall empfohlen. Weder diese Aufbaufüllung aus Amalgam noch bei einer Kronenpräparation zurückgelassene Füllungsreste aus Amalgam können von einem biologisch denkenden Zahnarzt toleriert werden. In zahlreichen Testungen hat sich dem Autor wiederholt gezeigt, daß auch von diesen Amalgamfüllungen unter Kronen erhebliche Energiestörungen ausgehen.
Die testmäßige Erfassung und Lokalisation von Amalgam unter Kronen oder Füllungen ist schwierig. Folgende Möglichkeit gibt es:
Alle sichtbaren Amalgamfüllungen sind entfernt.
Ausgleich an den Lymphgefäßmeßpunkten 1., 1a., 2. und 3. und an den relevanten Meßpunkten durch Testampullen von Amalgam oder dessen Komponenten in der D 6 oder D 8.
Stromstoß an einen verdächtigen Zahn.
Messung der vorher ausgeglichenen Meßpunkte.
Kann der nach Stromreiz erhöhte Wert mit oder ohne Zeigerabfall ausgeglichen werden durch die Testampullen von Amalgam oder dessen Komponenten in der D 6 oder D 8, liegt eine Belastung durch eine Amalgamfüllung vor.
Der Stromreiztest kann gegeben werden:
an das Odonton wie üblich mit Intensität 2,5 bis 3 der Skala am Dermatron
oder an die Metallkrone des verdächtigen Zahnes mit Intensität 1.

Fall
35jähriger Patient, Sportlehrer. Seit über 10 Jahren Kopfschmerzen, die sich bei jedem leisen Windzug bis zur Unerträglichkeit steigern. Zeitweise kann der Patient seinen Beruf als Sportlehrer nicht ausüben.
In der Mundhöhle 12 Amalgamfüllungen, keine Goldarbeiten.

Die EAV-Diagnostik in diesem Falle wurde an folgenden Meßpunkten vorgenommen:

Lymphgefäßmeßpunkte 1., 1a., 2., 3.
Nervendegenerationsgefäß 1a., 3., 4.
Drei E 1., 2., 3.

Ausgleich mit 2 Ampullen Silberamalgam D 6
2 Ampullen Mercurius solub. D 6
1 Ampulle Argentum metallicum D 6

Die Anzahl der Ampullen sowie die niedrigste Potenzstufe D 6 zeigen eine

schwere Intoxikation durch Amalgam und dessen Komponenten Quecksilber und Silber an. Der Ausgleich der Lymphgefäßmeßpunkte beiderseits durch 2 Ampullen Mercurius solubilis D 6 weist auf die Beeinträchtigung des Lymphabflusses durch Quecksilber hin. Die besondere Affinität des Silbers zum Nervensystem wurde gemessen am 3. und 4. MP Nervendegeneration.
Schon nach Entfernung der ersten Amalgamfüllungen verschwanden die Kopfschmerzen ohne jegliche andere Behandlung. Nach Beendigung der Amalgamentfernung konnte der Patient wieder surfen und segeln. Der bei diesen Sportarten notwendige Wind löste keine Kopfschmerzattacken mehr aus.

Fall

42jähriger Patient, Sportunfall linkes Knie. Nach Knieoperation bleiben zurück: Starke Schwellung des linken Knies, die sich bis zum Unterschenkel erstreckt, Knie nicht belastungsfähig, der sonst sehr sportliche und muskulöse Patient muß an Krücken gehen. Die verschiedenen fachärztlichen Untersuchungen erbrachten keine Hinweise für die Störung des Heilverlaufes.
In der Mundhöhle 8 Amalgamfüllungen, keine Goldarbeiten.

EAV-Diagnostik an den Meßpunkten:

1., 1a., 2., 3. MP Lymphgefäß
1. MP Gelenkdegeneration
1. MP Bindegewebige Degeneration
1., 2., 2a., 3. MP Niere

Schon nach Entfernung der ersten Füllungen ging die Schwellung deutlich zurück, nach einer Woche waren das linke Knie und der linke Unterschenkel im Umfang wie die rechte Seite, obwohl noch nicht alles Amalgam eliminiert war.
Nach einer weiteren Woche war die volle Belastungsfähigkeit des linken Knies zurückgekehrt, nachdem die letzten Amalgamfüllungen entfernt worden waren. Die Schwellung war völlig abgeklungen.

Zu 2. *Dentallegierungen*
Vorbemerkungen:
Das Nervensystem und das Endokrinium – zwei zur Aufrechterhaltung des Lebens wichtige und anderen Systemen und Organen übergeordnete Systeme – stehen beim systematischen Vorgehen während des Testvorganges zur Klärung der Belastung durch Dentallegierungen an erster Stelle.
„Dr. *Lorand* und Dr. *Sajous* haben bewiesen, daß die verschiedenen vegetativen Funktionen hauptsächlich vom Zustand der Drüsen innerer Sekretion abhängen, die keine Leitung haben und ihre Produkte direkt dem Blute übermitteln. Wird diese Tätigkeit herabgesetzt, so kommen Krankheit, vorzeitige Vergreisung und schließlich der Tod."
Zitiert aus: *Yesudian, S.* und *E. Haich* „Sport + Yoga", 8. Auflage 1957, Verlag Eduard Frankhauser, Thielle (NE.), Schweiz.
Bei zahlreichen Messungen im Laufe der letzten Jahre konnte ich feststellen, wie

stark die Meßpunkte für das Endokrinium durch Dentallegierungen beeinflußbar sind:

a) Bei metallbelasteten Patienten konnten die Meßpunkte für das Endokrinium mit den Testampullen für die Dentallegierungen und der Metalle (Legierungsbestandteile) ausgeglichen werden.
b) Im Verträglichkeitstest zeigten vorher ausgeglichene Meßpunkte nach Einfügen einer nicht verträglichen Dentallegierung die Meßkriterien für eine starke degenerative Belastung (siehe Seite 138, Verträglichkeitstest von Dentallegierungen).

Die Metalle sind bezüglich ihrer biologischen Verträglichkeit nicht so neutral wie dies vom Standpunkt der zahnärztlichen Werkstoffkunde angenommen wird oder wünschenswert erscheint. Sie können das System der Energieleitbahnen nachhaltig stören. Ein ausschließlich auf der morphologischen Ebene angesiedeltes Denken (materielles Denken) wird eine Steuerungsmöglichkeit ausgehend von dem übergeordneten System der Energieleitbahnen weder anerkennen noch zur Diskussion zulassen. Der biologisch eingestellte Arzt/Zahnarzt muß die Energieleitbahnen als Realität anerkennen und Störungen auf dieser Ebene diagnostizieren und therapieren.
Zur Diagnostizierung einer Belastung durch Dentallegierungen oder deren Legierungsbestandteile benötigt der Arzt/Zahnarzt ein Wissen und Können, das den Rahmen der konventionellen Ausbildung überschreitet:

1. Toxikologie, Organotropie und Leitsymptome der wichtigsten Metalle, die als Legierungsbestandteile in Dentallegierungen enthalten sind
2. klinische Symptome bei Unverträglichkeit von Dentallegierungen und Schwermetallen
3. spezielle anamnestische Angaben
4. Messung von Spannungen und Strömen in der Mundhöhle
5. EAV-Test zur Untersuchung funktioneller Zusammenhänge

Zu 1. *Toxikologie, Organotropie und Leitsymptome der Metalle*
Es gilt zu erkennen, daß den Metallen und Legierungen noch andere Eigenschaften innewohnen als physikalische Eigenschaften wie Schmelzintervall, Vickershärte, Zugfestigkeit, Dehngrenze, Bruchdehnung, Dichte. Dies wurde im Prinzip dargestellt am Beispiel der Komponenten des Amalgams. Sinngemäß gilt dies für alle Metalle, die als Legierungsbestandteile in Dentallegierungen enthalten sind. Toxikologische Wirkungsbilder, Organotropie und Leitsymptome der Metalle sollen hier nicht einzeln aufgeführt werden. Es wird auf die homöopathische Literatur verwiesen. Siehe Literaturverzeichnis.

Zu 2. *Klinische Symptome bei Unverträglichkeit von Dentallegierungen und Schwermetallen.*
Innerhalb einer Dentallegierung kommt es zur Überlagerung der toxikologischen Wirkungsbilder der Legierungsbestandteile. Daraus resultiert eine Fülle klinischer

Symptome, die man in ihrer Gesamtheit vereinfachend als Unverträglichkeitserscheinungen zusammenfassen kann.

Symptome bei Unverträglichkeit von Aufbrennlegierungen aus Edelmetall

1. *Allgemeinsymptome*

Schlafstörungen: Kein Tiefschlaf.
Keine Erholung durch Schlaf.
Starkes Träumen im Halbschlaf.
Morgens nicht erholt und nicht erfrischt durch Schlaf.

Allgemeines Unruhegefühl, alles kribbelt, „Haut ist zu dünn geworden". Inneres Zittern.
Brennen aller Schleimhäute.
Konzentrationsmangel.
Starke Erholungsbedürftigkeit mit der Unfähigkeit sich zu erholen trotz geeigneter äußerer Bedingungen.
Schnelle Ermüdbarkeit.
Leistungsminderung, Nachlassen der Spannkraft.
Gefühl der Erlösung nach Entfernen der metallkeramischen Arbeit.

Hypertonie
Diffuse Kopfschmerzen, die sich über das Gebiet mehrerer Meridiane erstrecken.

2. *Symptome in der Mundhöhle*

a) Brennen der Mundschleimhaut
b) Zungenbrennen
c) periodontitische Beschwerden nicht entzündlicher Genese
d) Gnathologische Störungen

siehe auch: *Thomsen:* „Die Intoxikation des Organismus durch Aufbrennlegierung" Phys. Med. u. Reh., 1/80, 21. Jahrg.

Die wichtigsten Symptome bei der Intoxikation durch Schwermetalle:

Verschlechterung des Allgemeinbefindens
Kopfschmerzen
Müdigkeit
Reizbarkeit
Angstgefühl
Magen-Darm-Störungen
Wirkung auf Gehirn und Nervensystem bis zur Persönlichkeitsveränderung
Beschleunigung des Alterungsvorganges
Verminderung der Resistenz gegenüber Infektionskrankheiten
Beeinträchtigung der Fortpflanzungsfähigkeit
Verminderung der Sexualkraft bis zur Impotenz

Schädigung während der Gravidität
Fehl- und Mißgeburten

Zu 3. *Spezielle anamnestische Angaben*
Die bei Metallunverträglichkeit auftretenden Allgemeinsymptome können auch andere Ursachen haben und sind nicht geeignet, den Arzt, der wegen dieser Symptome konsultiert wird, auf die richtige Spur zu bringen.
Häufig liefern die Patienten von sich aus wichtige Angaben: „Seitdem ich diese Brücke oder Prothese im Munde habe, fühle ich mich unwohl", oder: „Ich kann dieses Ding einfach nicht im Munde haben", oder: „Ich bin ganz kribbelig, seitdem ich die Brücke im Munde habe".
Häufig werden diese Angaben nicht als Symptome einer Metallunverträglichkeit gesehen.
Weitere wertvolle Hinweise siehe: *Leeser:* „Lehrbuch der Homöopathie" Band A: „Mineralische Arzneistoffe", 2. Auflage, 1968, Karl F. Haug Verlag.

Zu 4. *Messung von Spannungen und Strömen in der Mundhöhle*
Für diese Untersuchung gelten die Angaben auf den Seiten 20 bis 25.
Die Messung von Spannungen und Strömen sollte auch durchgeführt werden, wenn keine Amalgamfüllungen vorhanden sind, sondern nur Inlays, Kronen, Brücken, Modellgußprothesen aus Dentallegierungen.
Bei einer Verarbeitung lege artis der Legierungen im zahntechnischen Labor sollten Meßwerte unter 50 mV und unter 1 μA auftreten. Siehe auch Kapitel „Die Arten der Metallunverträglichkeit", Seite 42.

Zu 5. *EAV-Test zur Untersuchung funktioneller Zusammenhänge*
a) Meßpunkte
b) Testampullen
c) Vorgehen

Zu 5a. *Meßpunkte*
Die übergeordnete Belastung durch Dentallegierungen und Legierungsbestandteile wird an folgenden Meßpunkten getestet:

MP 1a. Ndg. = MP für die vegetative Belastung im NS
KMP. Drei E
1., 2., 3. MP Drei E
MP 1a. Allergiegefäß
1., 2., 3. MP Allergiegefäß

MP 1a. Ndg. = SMP für die vegetative Belastung im Nervensystem ist bei der Testung der Metallbelastung einer der wichtigsten Punkte. Ist der Meßwert an diesem Punkt ausgeglichen oder verbessert durch den Einsatz der Testampullen für die Diagnostik der Metallbelastung, so ist eine Reihe anderer Meßpunkte ebenfalls ausgeglichen oder verbessert, besonders die Meßpunkte auf dem endokrinen Meridian.

Aus der klinischen Medizin ist bekannt, welcher Einfluß von den endokrinen Drüsen auf Organe und Funktionssysteme ausgeht.
Der MP 1a. Allergiegefäß ist in vielen Fällen den Meßpunkten 1., 2., 3. Allergiegefäß vorzuziehen. Dieser Meßpunkt gestattet nach *Voll* eine Aussage über die allergische Belastung des Vegetativen Nervensystems.
Die Meßpunkte 1., 2., 3. Allergiegefäß stehen bei der Diagnostik der übergeordneten Belastung durch Dentallegierungen im Hintergrund. Findet an diesen Punkten durch Einsatz der entsprechenden Testampullen ein Ausgleich oder Teilausgleich statt, sollte daraus nicht die klinische Diagnose Metallallergie abgeleitet werden. Der Begriffsinhalt der Allergie ist von der klinischen Medizin definiert. Beim EAV-Test bewegen wir uns auf der energetischen Ebene. Deshalb erscheint dem Autor der Begriff „Störfaktor mit übergeordneter Steuerungsfunktion" bezogen auf die Energieleitbahnen sinnvoller zu sein. Es brauchen somit keine Mißverständnisse aufzukommen, die sich aus einer unterschiedlichen Interpretation eines Begriffes ergeben könnten. Dasselbe gilt auch für die Belastung durch Amalgam oder dessen Komponenten.
Spezielle Meßpunkte für den zahnärztlichen Bereich zur Testung der Werkstoffunverträglichkeit:

Kiefermeßpunkte
2. Lymphgefäßmeßpunkt
MP Ganglion pterygopalatinum Lage: auf einem Sekundärgefäß zwischen 1a. Gallenblase und 18a. Dünndarm.

Der 2. Lymphgefäßmeßpunkt sowie die Lymphgefäßmeßpunkte 1., 1-1., 1a., 3. zeigen den Grad einer Belastung des Lymphsystems durch Metalle an. Der MP Ganglion pterygopalatinum kann gemessen werden, wenn bei gnathologischen Störungen der Einfluß eines Metalles kontrolliert werden soll.
Hinweis für Ärzte: Unter Gnathologie versteht man heute die funktionellen Zusammenhänge zwischen Zähnen, Ober- und Unterkiefer, Kaumuskulatur, Nerven und Kiefergelenken unter Einbeziehung der Ebenen der Kiefergelenke, der Form der Zahnhöcker und des Zusammenspieles der Höckerebenen.

Weitere Meßpunkte:
9. Kr.: Hier kann man die Störung der Kreislauffunktion durch Metallegierungen testen, z.B. welchen Anteil eine Aufbrennlegierung an einem Hypertonus hat.
Die Kontrollmeßpunkte für Niere, Leber, Pankreas lassen den Anteil der Metallbelastung an einer Organfunktionsstörung erkennen. Zeigen die Kontrollmeßpunkte für diese Organe pathologische Werte, werden die jeweiligen vier Organmeßpunkte gemessen und an ihnen schwerpunktmäßig der diagnostische Medikamententest durchgeführt.
Die degenerative Komponente bei der übergeordneten Belastung durch Metalle kann gemessen werden an den Meßpunkten 1., 2., 3. Organdegenerationsgefäß.
Die Messung weiterer Punkte erfolgt in Relevanz zum jeweiligen Krankheitsbild und kann vom Tester individuell gestaltet werden.

Zu 5b. *Testampullen für die EAV-Diagnostik der Belastung durch Dentallegierungen*
Allgemeine Vorbemerkungen für Testampullen siehe Seite 174.

Testampullen für die Belastung durch EM-Legierungen:

ZW 19	Zahngold
ZW 27	Palladium-Silber-Legierung
Sdf.	Degu
Sdf.	Keramik-Gold

Bemerkung zu den Testampullen:

ZW 19 Zahngold:	Ausgangsmaterial ist eine nicht näher beschriebene Zahngoldlegierung.
Sdf. Degu:	Ausgangsmaterial ist „Degudent U" der Firma Degussa.
Sdf. Keramik-Gold:	Ausgangsmaterial ist „Herador H" der Firma Heraeus.

Testampullen für die Belastung durch Edelmetalle:

HM 50 Aurum metallicum
HM 48 Argentum metallicum
HM 115 Palladium
HM 69 Platinum metallicum

Die auf dem Markt befindlichen Edelmetallegierungen müssen den verschiedensten Anforderungen genügen und haben demzufolge unterschiedliche Zusammensetzungen. Bestimmte physikalische Eigenschaften werden erzielt durch Hinzulegieren von edlen und unedlen Metallen zum Gold.
Demzufolge ist eine Goldlegierung nicht mit reinem Gold gleichzusetzen. Das Testpräparat Aurum metallicum ist nur geeignet, eine reine Goldbelastung auszugleichen, nicht jedoch die Belastung, die von einer Goldlegierung herrühren kann. Das Testpräparat Zahngold ist nicht geeignet, alle Belastungsmöglichkeiten durch dentale Goldlegierungen auszugleichen, da die Legierungen sehr unterschiedliche Bestandteile neben dem Gold enthalten.
Von allen auf dem Markt befindlichen Goldlegierungen für dentale Zwecke spezifische Testampullen herzustellen, würde die Testsätze unnötig aufblähen und unübersichtlich machen. Bei Nichtansprechen des potenzierten Werkstoffes „Zahngold" erfolgt der weitere Testgang gezielt mit den Legierungsbestandteilen einzeln nacheinander:

HM 115 Palladium
HM 48 Argentum metallicum
HM 69 Platinum metallicum

Am häufigsten müssen nach meiner Erfahrung Palladium und Platinum metallicum eingesetzt werden. Das Problem der Unverträglichkeit einer Goldlegierung liegt häufig nicht im Gold, sondern in den meisten Fällen im Palladium und Platin.
Für die Testung der Belastung durch EM-Legierungen für die Aufbrennkeramik stehen die Testpräparate

Sdf. Degu
Sdf. Keramik-Gold

zur Verfügung.

Zusätzlich können eingesetzt werden:

HM 69 Platinum metallicum
HM 115 Palladium
HM 48 Argentum metallicum

Durch den Einsatz dieser potenzierten Metalle läßt sich in vielen Fällen eine weitere Veränderung der Meßwerte in Richtung Normergie erreichen.
Am häufigsten wird HM 115 Palladium benötigt.
Der Ausgleich über die einzelnen potenzierten Metalle gestattet eine Differenzierung der Metallbelastung.
Die Metalle Palladium und Platin belasten das Endokrinium und das Vegetative Nervensystem häufiger als allgemein vermutet wird.
In früheren Jahren, als Gold und Goldlegierungen für die meisten Patienten nicht bezahlbar waren, wurde für Kronen und Brücken eine Legierung aus Palladium und Silber verwendet, bekannt als Palliag. Das Testpräparat hierfür ist

ZW 27 Palladium-Silber-Legierung

Die weißen Edelmetalle können vorwiegend Menschen belasten, die man als Yin-Typen klassifizieren könnte.
Die auf dem Markt befindlichen EM-Legierungen müssen verschiedensten Anforderungen genügen und haben demzufolge unterschiedliche Zusammensetzungen.
Bestimmte physikalische Eigenschaften werden erzielt durch Hinzulegieren von unedlen Metallen wie Kupfer, Zinn, Zink, Indium, Eisen.
Wird eine Belastung durch NE-Metalle vermutet, läßt sich dies im EAV-Test bestätigen oder ausschließen mit Hilfe der Testampullen der NE-Metalle (siehe nächste Seite).

Testampullen für die Belastung durch NEM-Legierungen:

ZW 22 Chrom-Kobalt-Molybdän-Legierung
Sdf. Kobalt-Chrom-Legierung ohne Beryllium
Sdf. Nickel-Chrom-Gallium-Molybdän-Legierung ohne Beryllium
Sdf. Nickel-Chrom-Beryllium-Legierung

Die Chrom-Kobalt-Molybdän-Legierung hat sich jahrzehntelang bewährt als Werkstoff für Prothesen mit einer Modellgußbasis, die unter der nicht ganz korrekten Bezeichnung „Stahlplatte“ Eingang in den Sprachgebrauch zwischen Zahnarzt und Patient gefunden hat.
In den letzten Jahren häufen sich die Fälle von Metallunverträglichkeit auch im Zusammenhang mit den sogenannten altbewährten „Stahlplatten“. Die Verifizierung im Test erfolgt über das Testpräparat

ZW 22 Chrom-Kobalt-Molybdän-Legierung

Seit einigen Jahren sind neue Legierungstypen aus NE-Metallen am Markt, die die teuren Edelmetallegierungen zur Herstellung von Kronen und Brücken ersetzen sollen. Sie basieren auf einer Chrom-Nickel-Basis oder Chrom-Kobalt-Basis.
Im September 1981 gab es laut Bericht eines Großhandelshauses für Zahnmedizin

und Zahntechnik allein 250 verschiedene NEM-Legierungen, deren Zahl bis 1984 noch größer geworden ist.
Es würde den Bestand an Testampullen unnötig aufblähen und unübersichtlich machen, wollte man für jede dieser Legierungen spezielle Testampullen einführen.

Kobalt-Chrom-Legierung ohne Beryllium
Nickel-Chrom-Gallium-Molybdän-Legierung ohne Beryllium
Nickel-Chrom-Beryllium-Legierung

sind drei NEM-Legierungen, die jeweils ihren Legierungstyp innerhalb der Gruppe der neuen NEM-Legierungen vertreten. Mit den aus diesen drei NEM-Legierungen entwickelten Testpräparaten läßt sich die Belastung durch die neuen NEM-Legierungen feststellen. Eine weitere Differenzierung kann erfolgen über die Testampullen der NE-Metalle als Legierungsbestandteile, siehe weiter unten.
Als finanzieller Kompromiß zwischen den teuren EM-Legierungen und den billigeren NEM-Legierungen wurden die edelmetallreduzierten Legierungen in die Zahnheilkunde eingeführt.
Diese werden gelegentlich auch als Spargolde bezeichnet. Wegen der Vielzahl der auf dem Markt befindlichen Legierungen dieses Typs wurden keine speziellen Testampullen herausgebracht. Die testmäßige Verifizierung der Belastung durch diesen Legierungstyp geschieht über die einzelnen Legierungsbestandteile, also durch Einsatz der E-Metalle und der NE-Metalle. Zur biologischen Verträglichkeit der NEM-Legierungen und der edelmetallreduzierten Legierungen siehe Kapitel „EAV-Test der Verträglichkeit von dentalen Werkstoffen".

Testampullen für die Belastung durch NE–Metalle:
Als Kuf-Reihen stehen zur Verfügung:

HM 8 Stannum metallicum
HM 35 Zincum metallicum
HM 79 Cuprum metallicum
HM 104 Ferrum metallicum
HM 216 Cobaltum metallicum

Als Testreihen stehen zur Verfügung in gleicher Zusammensetzung wie die Kuf-Reihen:

Gallium metallicum
Molybdaenum metallicum
Niccolum metallicum

In Einzelpotenzen stehen zur Verfügung:

Aluminium metallicum
Chromium metallicum
Wolframium metallicum

Ferner: Sdf. Beryllium metallicum.

Die Testampullen der NE-Metalle werden eingesetzt:
a) Zur Differenzierung einer Belastung durch NEM-Legierungen.

b) Zur Testung und Differenzierung einer Belastung durch edelmetallreduzierte Legierungen.
c) Zur Differentialdiagnostik der Belastung durch NE-Metalle als Legierungsbestandteile in EM-Legierungen. Dieser Testgang wird nur dann erforderlich, wenn die Testampullen der EM-Legierung und der Edelmetalle keinen Ausgleich bringen und dennoch der Verdacht auf eine Metallbelastung besteht.

Außer den hier aufgeführten NE-Metallen gibt es noch weitere NE-Metalle, die in Spuren in den Dentallegierungen vorhanden sein können. Jedoch reichen die angegebenen und zur Zeit erhältlichen Testampullen aus, um im EAV-Test das Reaktionsverhalten des Organismus auf dentale Metallegierungen zu testen.
Die für Implantate im Kieferbereich verwendeten Metalle werden besprochen im Kapitel „Implantate“, siehe Seite 110.

Zu 5c. *Das Vorgehen beim EAV-Test zur Verifizierung einer Belastung durch Dentallegierungen*

1.
a) Messung der Meßpunkte:
MP 1a. Nervendegenerationsgefäß
KMP Drei E, MP 1., 2., 3. Drei E
MP 1a. Allergiegefäß
MP 1., 2., 3. Allergiegefäß
Die Reihenfolge der Aufzählung der Meßpunkte ergibt sich aus der Häufigkeit der in der Praxis mittels EAV-Test gefundenen Belastungen.
b) Messung ausgewählter Meßpunkte in Relevanz zu den Beschwerden des Patienten.
Dieses Vorgehen ist gezielt und zeitsparend.
c) Messung aller Kontrollmeßpunkte an Händen und Füßen sowie der vier Organ-Abschnittspunkte derjenigen Meridiane, bei denen der KMP einen auffälligen Wert zeigt.

Beispiel:
KMP Le zeigt einen Wert von 84+.
Darauf werden gemessen:
1. Le.
2. Le.
2a. Le.
3. Le.

Siehe *Voll* „Die Meßpunkte der Elektroakupunktur nach *Voll* (EAV) an Händen und Füßen“, 2. Auflage 1983, Medizinisch Literarische Verlagsgesellschaft mbH, Uelzen.
Die Messung der Kontrollmeßpunkte und der Organabschnittspunkte ist zeitaufwendiger als der Meßvorgang nach a) und b), zeigt aber die Metallbelastung differenzierter an. Die übergeordnete Steuerungsfunktion von Metallen kann bei diesem Vorgehen besonders deutlich dargestellt werden.

2. *Einsetzen der Testampullen*

Die D 6 ist die niedrigste Potenz, in der die Testampullen für Dentallegierungen und Metalle lieferbar sind. Nur Argentum metallicum ist ab D 5 lieferbar.
Mit Hilfe der Testampullen für die verschiedenen Dentallegierungen wird ein Ausgleich in Richtung Normergie angestrebt. Begonnen wird mit dem Gesamtpräparat, z.B. Sdf. Degu, ZW 22 Chrom-Kobalt-Molybdän-Legierung.
Eine Inspektion der Mundhöhle vor dem Test führt zu einer gezielten Auswahl der Testampullen.
Es werden nacheinander soviele Ampullen der untersten Potenz (D 6) eingesetzt, bis keine Wertverbesserung mehr zu erreichen ist.
Verschiedene Energieleitbahnen können verschiedenartig und verschieden stark durch Dentallegierungen belastet sein. Es werden dann zur weiteren Differenzierung und zum weiteren Ausgleich an verschiedenen Meßpunkten die Komponenten der Metallegierungen eingesetzt. Am häufigsten werden benötigt:

HM 115	Palladium
HM 69	Platinum metallicum
HM 48	Argentum metallicum
	Chromium metallicum
HM 216	Cobaltum metallicum
	Niccolum metallicum

Die Testampullen für Platin und Palladium passen besonders gut am:

MP 1a. Nervendegenerationsgefäß
Endokriner Meridian
9. Kreislauf

Das häufige Ansprechen im EAV-Test auf den Einsatz dieser Testampullen zeigt an, daß diese Metalle für das Regulationsverhalten vieler Menschen unverträglicher sind als allgemein angenommen.

3. *Bewertung*

Eine Meßwertverbesserung oder ein Ausgleich
durch eine Ampulle D 6 bedeutet eine Belastung
durch zwei Ampullen D 6 bedeutet eine starke Belastung
durch drei und mehr Ampullen D 6 bedeutet eine extreme Belastung.
Findet ein Ausgleich statt an zwei oder mehreren Energieleitbahnen, vor allem am Endokrinen Meridian und am MP 1a. Nervendegenerationsgefäß, ist dies als Ausdruck einer Störung mit übergeordneter Steuerungsfunktion anzusehen.
Bringt eine Testampulle in der D 6 keine Veränderung des Meßwertes um 10 bis 15 Skalenteile (Dermatron) in Richtung Normergie (50 Skalenteile), kann man versuchen, über die Potenzen D 8, D 10, D 12 eine Wertverbesserung anzustreben. Gelingt auch dies nicht, liegt keine Störung durch die betreffende Legierung oder das betreffende Metall vor.
Im ärztlichen Bereich gehen EAV-Diagnostik und EAV-Therapie fließend ineinander über. Die zur Diagnostik verwendeten Ampullen werden in den meisten Fällen auch zur Therapie verwendet. Im Gegensatz dazu ist das oben beschriebene

Verfahren ein EAV-Test zur Diagnostik. Schon beim Ausgleich mehrerer Meßpunkte durch eine Testampulle D 6 einer Legierung oder eines Metalls ist die Indikation zur Entfernung der Metallarbeit aus dem Munde gegeben. Siehe auch: Therapie der Belastung durch Dentallegierungen, Seite 134.

Fall

65jährige Patientin, therapieresistente Herzbeschwerden. Odontogene Herdtherapie schon durchgeführt. Seit vielen Jahren regelmäßige Mesenchymreaktivierungskuren bei einem EAV-Arzt. Internistisch keine konkreten diagnostischen Hinweise für die Herzbeschwerden, die nur am Tage vorhanden sind.

EAV-Diagnostik an folgenden Meßpunkten:

MP 1., 2., 3. Lymphgefäß
MP 1a. Nervendegenerationsgefäß
KMP Herz = 8c. He.
MP Herzreizleistungssystem = 7. He.
MP Plexus cardiacus = 8e. He.

Anhand der Werte der Lymphgefäßmeßpunkte kein Hinweis auf ein odontogenes Herdgeschehen.
Die Meßpunkte 1a. Nervendegenerationsgefäß, KMP He., MP Herzreizleitungssystem, MP Plexus cardiacus benötigten zum Ausgleich 3 Ampullen ZW 22 Chrom-Kobalt-Molybdän-Legierung D 6. Die Ursache für das Auftreten der Beschwerden nur am Tage war, daß die partielle Unterkieferprothese mit einer Modellgußbasis aus Chrom-Kobalt-Molybdän-Legierung des nachts immer herausgenommen wurde.

Fall

72jähriger Patient, stärkste Kunststoffallergie, verträgt keine Kleidung aus Kunststoff. Der Patient benötigte eine totale Prothese. Vor Beginn der prothetischen Behandlung wurden der Basiskunststoff und die Zähne ausgetestet. Zwei Stunden nach Eingliederung der Prothese trat ein Hautjucken am ganzen Körper auf, das sich innerhalb eines halben Tages bis zur Unerträglichkeit steigerte.

EAV-Test an den Meßpunkten 1., 2., 3. Allergiegefäß
1., 2., 3. Nervendegenerationsgefäß
1., 2., 3. Hautgefäß

Ein Ausgleich mit den potenzierten Kunststoffen gelang nicht. Zum Ausgleich wurden benötigt: 3 Ampullen Stannum met. D 6. Das zahntechnische Labor hatte ohne Auftrag eine Spankett-Einlage aus Zinn in die Unterkieferprothese eingearbeitet. Durch diese zusätzliche Maßnahme soll die Prothese durch ein erhöhtes Eigengewicht dem stark atrophierten Kiefer besser aufliegen.

Therapie: Entfernung der Spankett-Einlage aus der Prothese. Danach konnte die Prothese ohne Nebenwirkungen getragen werden.

Fall

57jähriger Patient, Zahnarzt, Hypertonie unklarer Genese und diffuse Kopfschmerzen, die sich über das Gebiet mehrerer Meridiane erstreckten und somit akupunkturmäßig schlecht einzuordnen waren.
Bei der Herddiagnostik dominierte die Belastung durch die Metallkeramik-Brücken aus Edelmetallegierung. Eine der Brücken war noch nicht endgültig eingesetzt. Nach Herausnehmen der Brücke augenblicklich Verbesserung der Meßwerte an:

9. Kr., KMP Kr.
MP 1a., 3. Nervendegenerationsgefäß
1., 2., 3. Drei E

Zur operativen Entfernung einer chronischen Ostitis wurde die Brücke 10 Tage nicht getragen. Die Kopfschmerzen waren verschwunden, die Blutdruckwerte gingen zurück.
Nach 10 Tagen setzte der Kollege die Brücke nur lose ein, ohne provisorisches Befestigungsmittel. Bluthochdruck und Kopfschmerzen waren sofort wieder da in der Intensität wie vor Herausnahme der Brücke.
Nach diesem Erlebnis wurden alle metallkeramischen Arbeiten (außer der genannten Brücke waren noch andere Kronen und Brücken vorhanden) entfernt und durch Interimsbrücken aus Kunststoff ersetzt.
Bei der Nachtestung drei Monate später war es möglich, mit nur 1 Ampulle Sdf. Degu D 12 eine Vielzahl der oben genannten Meßpunkte auszugleichen, vor allem MP 1., 1a. Nervendegenerationsgefäß, 9. Kr. 1., 2., 3. Drei E. Der Patient berichtete spontan, daß er den seit Jahren üblichen und immer dringend benötigten Frühjahrsurlaub dieses Jahr nicht brauchte und stattdessen seine Praxis weiterführen konnte. Obwohl zu diesem Zeitpunkt die Herdtherapie noch nicht abgeschlossen war, hatte der Organismus sich schon soweit erholen können, nachdem die übergeordnete Belastung entfernt worden war.

Fall

30jähriger Patient, zwei bis drei Tage nach Eingliederung von drei Kronen und einer dreigliedrigen Brücke aus Metallkeramik traten folgende Beschwerden auf:

schlechter Schlaf, schlechte Träume
morgens unausgeschlafen
verminderte Leistungsfähigkeit
Konzentrationsschwäche

EAV-Test an den Meßpunkten:

MP 1a. Nervendegenerationsgefäß
MP 1., 2., 3. Drei E

Zum Ausgleich wurden benötigt: 4 Ampullen Sdf. Degu D 6.

Dieser Fall zeigt folgende Besonderheiten:

1. Keine Vergesellschaftung der Metallbelastung mit odontogenen, otogenen, sinusidalen oder tonsillogenen Herden. Dadurch kam die Wirkung des Störfaktors EM-Legierung besonders gut heraus.

2. Wirkung der Edelmetallegierung in Richtung Vegetativum und Psyche.
3. Alle angegebenen Symptome können auch andere Ursachen haben.
4. Das sofortige Auftreten der Beschwerden nach Eingliederung der metallkeramischen Arbeiten. In den meisten Fällen ist der Verlauf so langsam, daß den Patienten ein ursächlicher Zusammenhang zwischen ihren Beschwerden und der Eingliederung von Dentallegierungen nicht bewußt wird.

Therapie: Entfernung der metallkeramischen Arbeiten und Interimsersatz aus Kunststoff. Nachbehandlung mittels getesteter Medikamente.
Alle Symptome verschwanden sofort nach Entfernung der metallkeramischen Arbeiten.
Spontane Äußerung: „Das Leben ist wieder schön, mein Kopf ist frei, ich habe meine volle Schaffenskraft wieder."
Vor Anfertigung neuer Kronen und Brücken Materialverträglichkeitstest.

Fall

68jährige Patientin, seit über 20 Jahren in meiner Behandlung, sie und ihr Ehemann hatten mehrfach den Wert von EAV-Testungen erfahren. Bei der Patientin war zum Ersatz der fehlenden oberen Molaren eine Teilprothese erforderlich geworden.
Die Modellgußbasis dieser Prothese wurde aus Chrom-Kobalt-Molybdän-Legierung hergestellt – eine Routinemaßnahme, wie sie in der zahnärztlichen Alltagspraxis ständig vorkommt. Die Eingliederung der Prothese verlief ohne Komplikationen. Am nächsten Tag anläßlich der Nachuntersuchung brachte die Patientin ihren gesteigerten Unmut über die neue Prothese zum Ausdruck mit den Worten: „Ich kann das Ding nicht tragen, überall brennt es im Munde, ich werde ganz kribbelig und nervös davon, ich fühle mich erst wieder wohl, wenn ich das Ding aus dem Munde herausnehme". Da alle bewährten und bekannten zahnärztlichen Maßnahmen keine Erleichterung brachten, wurde ein EAV-Test durchgeführt mit dem Ergebnis, daß diese Patientin durch Chrom-Kobalt-Molybdän-Legierung stark belastet war. Eine Belastung durch Kunststoff bestand nicht. Über den Materialverträglichkeitstest wurde eine EM-Legierung gefunden, die die Patientin tolerierte.
Es wurde eine neue Prothese angefertigt, die sich von der ersten nur durch die andere Legierung unterschied.
Alle anderen Kriterien wie Form der Basis, Klammern, Kunststoff, Zähne, Artikulation waren diesselben wie bei der ersten Prothese.
Am nächsten Tag nach Eingliederung der neuen Prothese sagte die Patientin, wie angenehm ihr die Prothese im Munde vorkomme, überhaupt nicht als Fremdkörper.
Der Ehemann lehnte das Honorar für die zweite Prothese mit folgender Begründung ab: „Bei einem ,normalen' Zahnarzt hätte ich das Honorar bezahlt. Von Ihnen als EAV-Zahnarzt hätte ich erwarten dürfen, daß Sie den Materialverträglichkeitstest vor Anfertigung der Prothese durchgeführt hätten". Seit diesem Erlebnis führe ich vor jeder prothetischen Arbeit den Verträglichkeitstest für dentale Werkstoffe durch. Siehe Seite 138.

Die Arten der Metallunverträglichkeit

Bei der Unverträglichkeit von dentalen Legierungen für Kronen, Brücken, Modellgußprothesen und Implantate lassen sich vier Arten unterscheiden:

1. Absolute Unverträglichkeit
2. Begrenzte Unverträglichkeit
3. Sekundäre Unverträglichkeit
4. Unverträglichkeit bei Nebeneinander von Dentallegierungen und Amalgamfüllungen.

Zu 1: Die absolute Unverträglichkeit ist ein Problem der Qualität. Schon bei der geringsten Menge einer Legierung etwa für eine Krone treten Beschwerden auf, meistens neuro-vegetativer Art. Siehe Tabelle der Unverträglichkeitssymptome.

Zu 2: Die begrenzte Unverträglichkeit ist ein Problem der Quantität. Die Patienten vertragen nur eine bestimmte Menge eines Metalles oder einer Legierung.

Zu diesem Problem schreibt *Voll* in seinem Buch „Kopfherde" folgendes: „So erlebte ich bei zuviel Gold im Mund einmal eine therapieresistente Thrombozytopenie mit plötzlichen Blutungen aus Zahnfleisch oder aus inneren Organen, die in Intervallen immer wieder seit 6 Jahren auftraten und mit Cortisonpräparaten symptomatisch behandelt wurden. Zuviel Zahngold im Mund war die Ursache dafür. Ich testete wegen der mangelnden Thrombozytenbildung am Meßpunkt Knochenmark = 39. Gallenblase (B II, Tafel A 10) Zahngold und konnte damit den Zeigerabfall beheben und den Wert auf 50 einstellen. Dazu gab ich Medulla ossium in der Entzündungs- und Degenerationspotenz.
Auf Befragen gab die Patientin an, daß 8 Wochen, nachdem die 4. Goldbrückenkonstruktion in den Mund kam, die Blutung erstmalig einsetzte.
Bei einem anderen Fall war bei einem Kollegen seine chronische Nephritis wieder schlechter und therapieresistent geworden, nachdem er neue Goldarbeiten in den Mund bekam und schließlich insgesamt ca. 35 Gramm Gold im Munde hatte. Nach Demontage der letzteren größeren Goldarbeit ließ sich die Nephritis wieder therapeutisch in den Griff bekommen. Im Rahmen einer Mesenchymreaktivierungskur wurde potenziertes Zahngold (ZW 19) nach Testung an den Nierenpunkten gespritzt".
Aus der Sicht des EAV-Zahnarztes ist hierzu folgendes zu ergänzen: Das Problem der Unverträglichkeit bei Überschreiten einer bestimmten Gewichtsmenge einer Dentallegierung gilt nur dann, wenn eindeutig bewiesen ist, daß für alle Kronen dieselbe primär verträgliche Legierung verwendet worden ist und daß außerdem keine Fehler im zahntechnischen Labor „eingearbeitet" worden sind, speziell bei der zuletzt eingesetzten Krone oder Brücke.
Sind die ersten Metallarbeiten aus einer verträglichen, die letzten aus einer primär unverträglichen Legierung, so handelt es sich um das Problem der absoluten Unverträglichkeit. Sind bei der Herstellung der letzten Metallarbeit Fehler im Labor unterlaufen, die dann zu Unverträglichkeitserscheinungen führten, so handelt es sich ebenfalls nicht um das Mengenproblem, sondern um die sekundäre Unver-

träglichkeit – siehe zu 3. Bei der Differenzierung dieser feinen aber häufig folgenschweren Unterschiede ist der Arzt auf die Zusammenarbeit mit einem EAV-Zahnarzt angewiesen, der mit den Schwierigkeiten des Verträglichkeitstestes von Dentallegierungen vertraut ist. Hochedelmetallhaltige Legierungen gleichen Legierungstyps und gleicher Karatzahl jedoch verschiedener Hersteller erweisen sich im Verträglichkeitstest als verschieden wirksam im Sinne einer übergeordneten Steuerungsfunktion auf die Energieleitbahnen. Die Fülle der heute auf dem Markt befindlichen Legierungen und die möglichen Fehlerquellen bei der Verarbeitung im zahntechnischen Labor stellen schon den Zahnarzt vor Probleme. Weitere Angaben zum Quantitätsproblem siehe im Kapitel „EAV-Test der Verträglichkeit von dentalen Werkstoffen".

Zu 3. Die sekundäre Unverträglichkeit hat ihre Ursachen in einer mangelhaften Verarbeitung von Dentallegierungen im zahntechnischen Labor. Es tritt eine Zerstörung der Kristallgitterstruktur der Legierung ein, es kommt zu einer Entmischung des Eutektikums, die Legierung wird zum Gemenge.
Es tritt der piezo-elektrische Effekt auf. Spannungen von mehreren hundert mV und Ströme von 10–20 μA sind dann keine Seltenheit. Bei der üblichen Untersuchung der Mundhöhle kann man dies nicht erkennen.

Fehlerquellen im Labor:

a) Überhitzung,
b) zu schnelle und zu frühe Abkühlung nach dem Guß,
c) unsaubere Lötstellen,
d) mehrfache Verwendung der Gußkegel.
   Allgemein üblich: 2/3 alte Gußkegel und 1/3 neue Legierung (Aussage des Inhabers eines zahntechnischen Labors).
e) Nichtbeachtung der sehr genauen Verarbeitungsvorschriften.

Die Vermeidung von Fehlern im Labor ist möglich unter genauer Beobachtung der von den Legierungsherstellern angegebenen Verarbeitungsvorschriften. Für das Gießen der Legierungen gilt die Formel:

$$\text{Liquiduspunkt} + 150^\circ = \text{Gießtemperatur.}$$

Die Einhaltung dieser Forderung ist nur möglich über ein steuerbares Gießgerät. Von der Firma Heraeus (Legierungshersteller) erhielt ich folgende mündliche Mitteilung: „Ist bei alten Gußkegeln infolge Nichteinhaltung der Gußvorschriften eine Entmischung aufgetreten, so kann diese wieder aufgehoben werden durch Hinzufügen neuer Gußplättchen. Bei einem erneuten Gußvorgang wirken die neuen Gußplättchen als Kristallisationspunkt und bewirken eine Neuordnung in der zerstörten Struktur der alten Gußkegel". Eine Kontrolle der Qualität von Metallarbeiten, die gerade aus dem zahntechnischen Labor kommen, ist möglich. Siehe Kapitel: „EAV-Test der Verträglichkeit von dentalen Werkstoffen", Seite 138.

Zu 4. Nebeneinander von Dentallegierungen und Amalgamfüllungen
Die Komponenten des Amalgams haben in ihren homöopathischen Arzneimittelbil-

dern viele Gemeinsamkeiten mit den Metallen, die in Dentallegierungen verwendet werden.
Bei gleichzeitiger Anwesenheit von Amalgam und EM- und NEM-Legierungen kann es zu Überlagerungen kommen. Zum Ausgleich der Störungen durch Metalle passen die Testampullen für die Amalgamintoxikation als auch die Testampullen für die Belastung durch Dentallegierungen. In derartigen Fällen hat sich dem Autor das schrittweise Vorgehen bewährt.
Nach getesteter Amalgamunverträglichkeit werden zunächst alle Amalgamfüllungen entfernt. Im zweiten Testgang wird kontrolliert, ob von den dann noch im Munde befindlichen Metallegierungen eine gesonderte Unverträglichkeit ausgeht und ob es wirklich erforderlich ist, hochwertige prothetische Arbeiten zu entfernen.
In manchen Fällen werden im zweiten Testgang keine Testampullen für die Belastung durch Dentallegierungen mehr benötigt. Dann können die vorhandenen Metallarbeiten im Munde verbleiben. Bei den Fällen, wo im zweiten Testgang noch Testampullen für Dentallegierungen einen Ausgleich bringen, besteht eine zusätzliche Belastung durch Dentallegierungen.
Dieses differenzierte, sehr individuelle Vorgehen erfordert Geduld und einen gewissen Zeitaufwand.

Belastung durch Metalle außerhalb der Mundhöhle

Neben den Dentallegierungen können auch Legierungen für Schmuck ihre Träger erheblich stören. Besonders gilt dies für Modeschmuck aus NEM-Legierungen. Testung über die NE-Metalle. Platinschmuck kann empfindliche Konstitutionstypen erheblich belasten. Testung über HM 69 Platinum metallicum D 6 eine oder mehrere Ampullen.
Niederkarätiges Schmuckgold kann belasten.

Testung über	HM 50 Aurum metallicum
	HM 48 Argentum metallicum
	und über die NE-Metalle (siehe oben)

Eine negative Wirkung habe ich beobachtet bei Armreifen aus Kupfer zur Abschirmung (wovor?) und bei der intrauterinen Kupferspirale.
Testung über HM 79 Cuprum metallicum D 6 am 1., 2. und 3. Drei E. Nach Ausgleich am 1. Drei E mit einer oder mehreren Ampullen Cuprum metallicum D 6 ändern sich häufig viele weitere Meßpunkte in Richtung Normergie.
Bei gleichzeitiger Anwesenheit der intrauterinen Kupferspirale und verschiedener Dentallegierungen kommt es häufig zu schweren gesundheitlichen Störungen.
Die Metallarmbänder für Armbanduhren können ebenfalls gesundheitliche Störungen verursachen. Am Kontrollmeßpunkt Kreislauf zeigt sich ein Zeigerabfall, der nach Ablegen der Armbanduhr wieder verschwindet. Zeigerabfälle bei Belastung durch Armbanduhren können ebenso beobachtet werden an den weiter oben angegebenen Meßpunkten, an denen im EAV-Test die übergeordnete Belastung

durch Dentallegierungen ermittelt wird. Als Testampullen werden eingesetzt:

Niccolum metallicum
Chromium metallicum

Bei metallempfindlichen Patienten kann auch das Brillengestell eine Rolle spielen. Obwohl das Brillengestell vom Optiker sorgfältig adaptiert wurde, empfinden die Brillenträger ein diffuses Druckgefühl an der Nasenwurzel und geben andere schwer einzuordnende Symptome an. Verifizierung im EAV-Test über die Testampullen der NE-Metalle, besonders

Niccolum metallicum
Chromium metallicum

Bei Unverträglichkeit eines Brillengestells aus einer Metallegierung können andere nichtmetallische Brillengestelle auf ihre Verträglichkeit überprüft werden. Das Vorgehen geschieht wie bei der EAV-Testung der Verträglichkeit von dentalen Werkstoffen siehe Seite 138.
Nach *Beisch* wird die chronische aggressive Hepatitis häufig verschlimmert durch unverträgliche dentale Werkstoffe, besonders Metalle.
In vielen Testungen konnte beobachtet werden, daß eine Unverträglichkeit dentaler Werkstoffe immer einhergeht mit pathologischen Meßwerten an den Meßpunkten für Leber und Dickdarm.
In diesen Fällen ist eine gezielte ärztliche Therapie vonnöten.
Nach *Beisch* (Diskussionsbeitrag auf der Internen Arbeitstagung der Internationalen medizinischen Gesellschaft für Elektroakupunktur nach *Voll* in Wiesbaden 1984) kann die Toleranz gegenüber dentalen Werkstoffen erhöht werden durch eine konsequent durchgeführte Mesenchymreaktivierungsbehandlung nach *Voll.*
Die Therapie der Belastung durch Metalle in der Mundhöhle siehe Seite 124.
EAV-Test der Verträglichkeit von dentalen Werkstoffen siehe Seite 138.

Die Belastung des Organismus durch Prothesenkunststoffe

Vorbemerkung: Eine Unverträglichkeit von Prothesenkunststoffen sollte nicht verallgemeinert werden. Das Problem ist immer individuell zu sehen. Über den EAV-Test ist es möglich, im Einzelfall die Unverträglichkeit bestimmter Prothesenkunststoffe zu verifizieren und individuell verträgliche Kunststoffe zu finden.
Die häufigsten Beschwerden in der Mundhöhle bei Prothesenunverträglichkeit sind:

Brennen der Mundschleimhaut
Zungenbrennen
Trockene Mundschleimhaut
Aversion gegen die Prothese
Undefinierbares Druckgefühl ohne Druckstellen und ohne Rötung der Mundschleimhaut

Allgemeinsymptome:

Hautjucken am ganzen Körper

Unruhe:

„Ich fühle mich ganz kribbelig, wenn ich die Prothese im Munde habe“

Folgende differentialdiagnostische Möglichkeiten sollten vor oder in Verbindung mit einem EAV-Test abgeklärt werden:

1. Die Symptome „trockene Schleimhäute“ und „trockener Mund“ können auch auf andere Erkrankungen hinweisen. In der zahnärztlichen Literatur werden hierzu aufgeführt:

   Diabetes mellitus
   Hypothyreose
   Leukämie
   Agranulozytose
   Perniziöse Anämie

   Diese Erkrankungen können ihrerseits die Bereitschaft zur oralen Candidosis erhöhen und die Voraussetzung schaffen für eine candidaindizierte Prothesenstomatitis.
   Als Folge von Cobalt- oder Radiumbestrahlung, besonders im Oberkörperbereich, kann eine Trockenheit der Mundschleimhaut auftreten.
   Pharmaka können ebenfalls die Vorbedingung für eine Prothesenstomatitis schaffen, z.B.

   Psychopharmaka
   Antibiotika
   Steroide

   Psychopharmaka haben als besondere Nebenwirkung die Trockenheit der Mundschleimhaut. Trockene Schleimhäute verlieren ihre Widerstandskraft.
   Bei einem extrem hohen Kohlehydratverbrauch und bei Eisenmangel können ebenfalls die Symptome „trockener Mund“, „trockene Schleimhäute“, gelegentlich auch Brennen der Mundschleimhaut auftreten. In diesen Fällen ist die Zusammenarbeit eines Zahnarztes mit einem Arzt erforderlich.
2. Ausschaltung aller Funktionsstörungen im stomatognathen System (funktionelle Einheit von Kiefer, Zähnen, Kiefergelenk, Kaumuskulatur, Nerven).
3. Mund- und Prothesenpflege müssen sorgfältig durchgeführt werden. Dazu gehört auch die Vermeidung von starken chemischen Mitteln, die in Mundwässern und Zahnpasten enthalten sein können.
4. Die psychische Komponente sollte soweit wie möglich abgeklärt sein.
5. Ausschaltung des Restmonomers bei vorhandenen Prothesen:
   a) Nachpolymerisieren
   b) Einlegen in 96%igen Alkohol für 24 Stunden (nach *Kellner*).
   Nach meinen Erfahrungen helfen diese Maßnahmen nicht, wenn es sich um eine primäre Unverträglichkeit gegenüber dem Werkstoff handelt.

Was nach diesen unter 1 bis 5 aufgezählten Maßnahmen noch nachbleibt an Prothesenunverträglichkeit, sind die hartnäckigsten Fälle.

EAV-Test bei Unverträglichkeit von Prothesenkunststoffen:

A. *Die Auswahl der Meßpunkte* geschieht in Relevanz zu den geklagten Beschwerden. Da die allergischen und neuralgischen Beschwerden dominieren, wird der EAV-Test an folgenden Meßpunkten durchgeführt:

Kontrollmeßpunkt Allergiegefäß = 1b. All.
1., 2., 3. Meßpunkt Allergiegefäß
Kontrollmeßpunkt Nervendegenerationsgefäß = 1b. Ndg.
1., 2., 3. Meßpunkt Nervendegenerationsgefäß.
6 Kiefermeßpunkte.

B. *Testampullen*

ZW 17	Autopolymerisat
ZW 16	Polymerisat
ZW 18	Vinylpolymerisat
Sdf.	Lux
Sdf.	Palad
Sdf.	Methylmethacrylat

Die Ausgangsmaterialien für

ZW 17	Autopolymerisat
ZW 16	Polymerisat
ZW 18	Vinylpolymerisat

sind Prothesenkunststoffe der Firma Kulzer aus den 60er Jahren. Das Ausgangsmaterial für Sdf. Lux ist Luxene.
Das Ausgangsmaterial für Sdf. Palad ist Paladur, ein selbsthärtender Kunststoff.
Das Ausgangsmaterial für Sdf. Methylmethacrylat ist Methylsäuremethylester. Dies ist ein Autopolymerisat.

C. *Das Vorgehen beim Test*

1. Die Prothese bleibt im Munde

a) Herdbelastung ausgleichen, sofern diese dominiert. Meistens ist es umgekehrt. Die Belastung durch den unverträglichen Kunststoff dominiert über odontogene Herde.
Im EAV-Test findet man bei odontogenen Herden Meßwerte zwischen 82 bis 88, bei der Kunststoffbelastung Werte von über 90 Skalenteilen ohne Zeigerabfall = Meßwerte für die allergische Belastung (nach *Voll*).

b) Einsetzen der Testampullen. Beginnen mit der untersten Potenz = D 6. Gleicht diese Ampulle aus, dann weitere Ampullen einsetzen, bis kein weiterer Ausgleich mehr erfolgt. Es können mehrere Ampullen D 6 zum Ausgleich benötigt werden.

2. Test ohne Prothese

a) Am Vorabend des Testtages Prothese aus dem Munde entfernen.

b) Am nächsten Tag erscheint der Patient ohne Prothese zum Test.

c) Einsetzen der Testampullen. Die benötigten Potenzen variieren von Fall zu Fall zwischen D 6, D 8, D 10.
d) Prothese auf die Wabe legen. Bei Störung der Energieleitbahnen treten an den vorher ausgeglichenen Meßpunkten sofort auf: Zeigerschnellen, Zeigerhochstand, Zeigerabfall.
e) Erneuter Ausgleich mit Testampullen. Es werden jetzt eine oder mehrere Ampullen D 6 benötigt.
f) Prothese von der Wabe wegnehmen und in den Mund einsetzen. Nochmalige Verschlechterung der Zeigerwerte. Erneuter Ausgleich mit weiteren Testampullen D 6.

Die Bewertung des Testergebnisses
Eine Testampulle D 6: Konkreter Hinweis auf eine Belastung durch den Kunststoff.
Zwei und mehr Ampullen D 6: Starke bis stärkste Belastung.
Eine Ampulle D 8 oder D 10: Abklingende oder noch vorhandene Belastung.

Der Ausgleich an mehreren energetischen Funktionssystemen ist häufig der Fall und zeigt zusätzlich den Schweregrad der Funktionsstörung an, die weit über die Mundhöhle hinausgeht.
Das stufenweise Vorgehen beim Test ohne und mit Prothese ist besonders geeignet, die Belastungsgrade zu differenzieren und stellt eine wichtige Entscheidungshilfe dar, wenn es darum geht, als Therapie einen hochwertigen und teuren Zahnersatz zu entfernen und dem Patienten eine Neuanfertigung vorzuschlagen.
Werden eine oder mehrere Testampullen D 6 zum Ausgleich benötigt, muß dem Patienten die Entfernung der belastenden Prothese und die Anfertigung einer neuen Prothese aus nicht belastenden Werkstoffen angeraten werden.

Fall
65jähriger Patient, totale Oberkieferprothese als Interimslösung. Darunter befanden sich noch 4 devitale Wurzeln, die lege artis wurzelgefüllt waren. Der überweisende Kollege wollte darauf einen Brückenersatz aufbauen mit anschließender Teilprothese. Gleich nach dem Einsetzen der totalen oberen Interimsprothese traten starkes Brennen und Rötung der Gaumenschleimhaut, Trockenheit der Mundschleimhäute sowie ein allgemeiner Juckreiz am Körper auf.
Die Prothese wurde 12 Stunden vor dem Test aus dem Munde herausgelassen.
Tab. I zeigt den ersten Testgang

Tab. I:

	rechts/links 1. MP All.	rechts/links 3. MP All.	re/li 1. Ndg.	re/li 3. Ndg.
Anfangswerte:	78(+) 80(+)	82(+) 82(+)	80(+) 80(+)	84(+) 84(+)
Prothese 12 Std. aus dem Mund heraus Ausgleich mit: 1 Amp. Autopolymerisat D 6 1 Amp. Vinylpolymerisat D 6	50 / 50	52 / 52	50 / 50	54 / 54
Prothese auf Wabe	82+ / 84+	82+ / 84+	82+ / 82+	84+ / 84+
Ausgleich mit: 2 Amp. Autopolymerisat D 6 2 Amp. Vinylpolymerisat D 6	50 / 50	52 / 52	52 / 52	54 / 54
Prothese im Mund	88!+ / 88!+	92!+ / 92!+	86!+ / 86!+	80!+ / 90+
Ausgleich mit: 4 Amp. Autopolymerisat D 6 3 Amp. Vinylpolymerisat D 6	50 / 50	50 / 50	52 / 52	52 / 52

Die zuletzt erzielten Werte von 50 und 52 Skalen blieben nicht konstant. Ein Ausgleich über weitere Testampullen Autopolymerisat D 6 und Vinylpolymerisat D 6 war nicht möglich. Dies alles spricht für das Vorhandensein weiterer Belastungsfaktoren.

2. Testgang
Die Prothese bleibt jetzt im Munde, alle nacheinander eingesetzten Testampullen bleiben in der Wabe. Zusätzlich zu den in Tab. I aufgeführten Meßpunkten werden jetzt gemessen:

2. Lymphgefäßmeßpunkt beiderseits
Meßpunkte für Oberkiefer rechts, Mitte, links.
Der weitere Testgang ist in Tab. II dargestellt.

Tab. II:

	2. Ly.-MP	OK re.	OK Mitte	OK li.
Anfangswerte:	84+/86+	80+	82+	84+
Ausgleich mit: 2 Amp. Nos. WB-Zahn D 3 2 Amp. Mercaptan D 5	50/50	50	50	50

Nos. WB-Zahn = Nosode. Wurzelbehandelter Zahn

Hiernach gehen die Meßwerte für die Meßpunkte 1. und 3. Allergiegefäß und 1. und 3. Nervendegenerationsgefäß auf 50 Skalenteile zurück und bleiben konstant.
Z 24 Nosode wurzelbehandelter Zahn und Sto 52 Mercaptan: Testampullen zur Verifizierung der Belastung durch toxische Eiweißzerfallsprodukte aus devitalen Zähnen. Siehe Kapitel „Die Belastung des Organismus durch Wurzelfüllmaterialien und toxische Eiweißzerfallsprodukte“, Seite 57.

Aussage
Es besteht eine allergische und neurotoxische Belastung durch die Prothese. Der Patient verträgt den Basiskunststoff nicht sowie nachträglich durchgeführte Veränderungen an der Prothese mittels selbsthärtendem Kunststoff.
Zusätzlich besteht eine Belastung durch die toxischen Eiweißzerfallsprodukte der devitalen Zähne, obwohl diese lege artis wurzelgefüllt sind.
Wenn die Nosoden Kieferostitis, Zahnwurzelgranulom usw. im EAV-Test keinen Ausgleich bringen, kann man dies allgemein als Hinweis dafür ansehen, daß eine Wurzelfüllung vom Standpunkt der konservierenden Zahnheilkunde lege artis durchgeführt worden ist. Das Problem der toxischen Eiweißzerfallsprodukte liegt auf einer anderen Betrachtungsebene. Das Ansprechen im EAV-Test auf die Nosode wurzelbehandelter Zahn D 3 und auf das Präparat Mercaptan D 5 zeigt den toxischen Eiweißzerfall im toten Zahngewebe an. Die davon ausgehende übergeordnete Belastung ist als Fernwirkung an mehreren Meridianen und Energieleitbahnen zu testen.
In dem oben beschriebenen Fall hatten beide Belastungen – die durch Kunststoff und die durch devitale Zähne – eine übergeordnete Steuerungsfunktion auf die Energieleitbahnen. Nimmt man eine Schichtung von Belastungsebenen an, lag die Belastung durch Kunststoff am höchsten und war am stärksten.

Therapie
1. Chirurgische Entfernung der Wurzeln mit getesteter Vor- und Nachbehandlung
2. Entfernung der jetzigen Prothese
3. Eingliederung einer neuen Prothese aus verträglichen Werkstoffen. EAV-Test der Verträglichkeit von Prothesenmaterialien siehe Seite 143 und 149.

Fall
70jährige Patientin kann ihre totalen Prothesen im Unter- und Oberkiefer wegen brennender Schmerzen in den Schleimhäuten der Kiefer nicht länger als zwei Stunden im Munde behalten.
Im rechten Unterkiefer waren die Beschwerden am stärksten. Die Patientin hatte schon zweimal je eine Unterkiefer- und Oberkieferprothese aus verschiedenen Werkstoffen erhalten. Der überweisende Zahnarzt vermutete eine Materialunverträglichkeit und bat um einen Verträglichkeitstest für Prothesenwerkstoffe, bevor er einen dritten Versuch unternehmen wollte.

EAV-Test
Die Meßpunkte

1., 2., 3. Allergiegefäß
1., 2., 3. Nervendegenerationsgefäß
6 Kiefermeßpunkte

waren durch Einsatz der verschiedenen Testampullen für die Kunststoffbelastung nicht auszugleichen.
Der Test wurde mit und ohne Prothesen durchgeführt.

Testergebnis
Keine allergische oder neurotoxische Belastung durch Prothesenwerkstoffe.
Es mußte nach weiteren Ursachen geforscht werden.
In der zahnärztlichen Anamnese lag eine Verletzung des Nervus mandibularis rechts nach einer Kieferoperation vor.

EAV-Test
An den Meßpunkten

8. Ma. rechts	für die Odontone 48–45
24. Conc.	für die Odontone 44–34
3. Ndg rechts	

konnte ein Ausgleich erzielt werden mit folgenden Testampullen

Nervus trigeminus D 3, Wala-Organpräparat
Levisticum e rad. D 4, Wala
HM 257 Ledum D 6, Staufen-Pharma

Der Ausgleich durch diese Testampullen spricht für eine Schädigung des Nervus mandibularis.
Der Patientin wie auch dem Versicherungsträger konnten die Kosten für eine dritte Prothese erspart und der weitere therapeutische Weg gewiesen werden.

Fall
65jährige Patientin, nach Herdtherapie Zahnersatz im Oberkiefer aus einer Brücke 14–24 und einer partiellen Modellgußprothese.
Drei Jahre danach Brennen und Jucken der Gaumen – und Oberkieferschleimhäute. Schnelldiagnose der überweisenden Ärztin „Prothesenallergie".
Auftrag für den Zahnarzt: Neue prothetische Versorgung mit verträglichen Werkstoffen.
EAV-Test wie oben mehrfach beschrieben.
Weder die potenzierten metallischen Werkstoffe noch die potenzierten Kunststoffe brachten einen Ausgleich.

Daraufhin mußte nach weiteren Ursachen geforscht werden:
a) Wie ist die Prothesenpflege?
b) Wie ist die sonstige Mundpflege?

Anwort der Patientin: „Täglich dreimal Ausspülen des Mundes mit desinfizierender Lösung und zusätzliches Eintauchen der partiellen Prothese in diese Lösung."

Therapie

a) Unterweisung der Patientin in der richtigen Prothesenpflege.
b) Verbot von Munddesinfizientien.

Nach einer Woche deutliche Besserung.
Nach acht Wochen waren alle Beschwerden verschwunden.
Die beiden letzten Fälle zeigen, daß mittels EAV-Test eine Unverträglichkeit von Prothesenwerkstoffen auch ausgeschlossen werden kann.

Verblendmaterialien aus Kunststoff

Bei festsitzendem Zahnersatz (Kronen, Brücken) wird die labiale bzw. bukkale Seite des Metallkörpers mit Kunststoff beschichtet = verblendet, um damit neben den funktionellen auch den ästhetischen Ansprüchen Genüge zu tun.
Die Kunststoffverblendmaterialien können zu denselben Unverträglichkeitserscheinungen führen wie die Kunststoffe für herausnehmbaren Zahnersatz. Es sind verschiedene Kunststoffverblendmaterialien auf dem Markt. Die Entwicklung auf diesem Gebiet ist noch nicht abgeschlossen.
Gründe für die Unverträglichkeit von Kunststoffverblendmaterialien:

1. Primäre Unverträglichkeit gegenüber einem bestimmten Fabrikat aus der Gruppe der Verblendmaterialien.
2. Die Verblendmasse wird dickbreiig angerührt aus Pulver und Flüssigkeit, aufgetragen auf die Metallkrone und modelliert. In eine Extra-Flüssigkeit wird das Modellierinstrument eingetaucht, damit die Masse nicht haften bleibt.
   Dann wird 20 Minuten polymerisiert.

   Dieses Schnellverfahren unterscheidet sich von:
   a) den fabrikmäßig hergestellten Zähnen,
   b) von der früher geübten Art, Verblendungen herzustellen: Einbetten in eine Küvette, angeteigte Masse unter Druck in der Hohlform lassen und bei Hitze polymerisieren. Es wurde mindestens 1 Stunde gekocht.
3. Verblendschalen oder ausgeschliffene Fabrikzähne werden mit selbsthärtendem Kunststoff angeklebt anstatt mit Verblendmasse unter Druck und Hitze polymerisiert zu werden.

Zur testmäßigen Verifizierung stehen dieselben Testampullen zur Verfügung wie für den herausnehmbaren Zahnersatz.
Die Auswahl der Meßpunkte geschieht wie oben beschrieben.
Das Vorgehen beim Test unterscheidet sich von dem oben beschriebenen Verfahren nur dadurch, als es sich hier um festsitzenden Zahnersatz handelt und der Testgang mit herausgenommen Zahnersatz nicht möglich ist.

Fall

51jährige Patientin ist als Allergikerin bekannt. Sie trägt eine partielle Oberkieferprothese ohne Beschwerden, da die verträglichen Werkstoffe vor Anfertigung ausgetestet waren. Der Zahn 24 mußte überkront werden.

Materialtest: Maingold G, Lumin-Acryl-Zähne paßten (Fabrikzähne)
Nach Einsetzen der Krone starkes Brennen, Schmerzen linke Gesichtshälfte.

EAV-Test
Kein intradentaler Herd.
Keine Belastung durch die Injektionslösung.
Keine Belastung durch den Befestigungszement.
Keine Belastung durch die Goldlegierung.
Ausgleich der relevanten Meßpunkte mit 2 Ampullen Autopolymerisat D 6.

Testergebnis
Das Verblendmaterial verursachte bei dieser Patientin eine starke neurotoxische Belastung.
Es wurde vom zahntechnischen Labor kein fabrikmäßig hergestellter Zahn bzw. eine Verblendschale verwendet, sondern eine Verblendmasse.
Aufgrund des Testergebnisses wurde die Verblendkrone wieder entfernt.
Eine Woche später Durchführung eines Materialverträglichkeitstestes mit Prüfkörpern aus den heute üblichen Verblendmaterialien. Nach Einbringen eines Prüfkörpers in den Teststromkreis traten jedesmal Zeigerschnellen, Zeigerhochstand, Zeigerabfall auf.
Dies war nicht der Fall bei den fabrikmäßig hergestellten Zähnen derselben Firmen.
Es muß deutlich unterschieden werden zwischen Fabrikzähnen, die unter besonderen Bedingungen hergestellt werden und Verblendmaterial, auch wenn beide Produkte von derselben Firma stammen.
Die Patientin erhielt eine neue Krone aus einer verträglichen Goldlegierung ohne Verblendung.
Bei Unverträglichkeit gegenüber dentalen Werkstoffen ist immer eine Belastung von Leber und Dickdarm zu testen.
Der Zahnarzt kann diese Hinweisdiagnostik durchführen an folgenden Meßpunkten:

Kontrollmeßpunkt Leber = 1a. Le.
Kontrollmeßpunkt Dickdarm = 1b. Di.
1. Meßpunkt Organdegenerationsgefäß = 1. Odg.
1. Meßpunkt Allergiegefäß = 1. All.

Die Therapie erfolgt durch einen EAV-Arzt.

Von *Fehrenbach,* Berlin, erhielt ich folgende mündliche Mitteilung:
„Die neuen prothetischen Werkstoffe für Gelenkendoprothesen, Herzschrittmacher etc. schaffen neue Voraussetzungen für neue Bakterienarten. Bakterien haften gut an Kunststoffoberflächen. Makrophagen können nicht angreifen. Bei Metallen ist dies häufig nicht der Fall wegen ihrer bakteriostatischen Wirkung".
EAV-Test der Verträglichkeit von dentalen Werkstoffen siehe Seite 138.

Die Belastung des Organismus durch nichtmetallische Füllungsmaterialien und durch Befestigungszemente

1. *Phosphatzement, Carboxylatzement*
Als wichtigste Befestigungszemente für Inlays, Kronen, Brücken sind gebräuchlich Phosphatzement und Carboxylatzement. Sie werden ebenfalls verwendet für Unterfüllungen, seltener für Interimsfüllungen.
Eine Belastung des Organismus durch diese Zemente ist selten. Als Testpräparate stehen zur Verfügung:

ZW 41 Phosphatzement
ZW 42 Carboxylatzement

Einsatz im EAV-Test vorzugsweise an den Meßpunkten für die vegetativen Plexus der Organe

2. *Zinkoxyd-Nelkenöl*
Ein aus der Zahnheilkunde nicht wegzudenkendes Material ist Zinkoxyd-Nelkenöl. Es wird verwendet

für Unterfüllungen
als Basismaterial für provisorische Befestigungsmittel für Inlays, Kronen, Brücken
in Wundverbänden nach Gingivektomie
in Wurzelfüllmassen

Nelkenöl kann bei manchen Patienten eine starke toxische Wirkung ausüben auf das Vegetative Nervensystem und die vegetativen Plexus der Bauchorgane. Es kann ebenfalls eine Hypertonie bewirken.

Als Testampullen stehen zur Verfügung:

ZW 40 Zincum oxydatum
HM 53 Caryophyllus

Es kann das Gesamtpräparat Zinkoxyd-Nelkenöl belasten.
Dann werden beide Testpräparate zum Ausgleich benötigt.
Am häufigsten ist die neurotoxische Belastung durch Nelkenöl.

Einsatz im EAV-Test:
Meßpunkte für die vegetativen Plexus der Organe,
Meßpunkt 1a. Nervendegenerationsgefäß
3. und 4. Meßpunkt Nervendegenerationsgefäß.

3. *Kunststoffüllungen, Composite-Füllungen*
Die Probleme, die sich aus rein zahnärztlicher Sicht für oder wider die Füllungen aus diesen Materialien ergeben, sollen hier nicht diskutiert werden, zumal die Entwicklung auf diesem Sektor noch nicht abgeschlossen ist.
Aus herddiagnostischer Sicht bergen diese Füllungen zwei Problemstellungen in sich:

1. Bei nicht lege artis gelegten Füllungen, besonders beim Fehlen von Unterfüllungen, kann es zur irreversiblen Schädigung der Zahnpulpa kommen und damit zur Pulpengangrän mit allen Folgen einer odontogenen Beherdung
2. Das Füllmaterial selbst kann als Belastungsfaktor auf verschiedene energetische Funktionskreise einwirken. Auch wenn die Composite -Materialien laufend verbessert werden, gibt es Menschen, für die dieses Material nicht verträglich ist.
   Als Testampullen stehen zur Zeit zur Verfügung:
   ZW 43 Compos.-Füllmaterial
   Sdf. Isos (Ausgangsmaterial ist Isosit)

Fall

38jähriger Patient. Überweisung zur Herddiagnostik wegen folgender Symptome: Schlafstörungen, Bandscheibenbeschwerden, Blutdruckschwankungen.
Der Patient ist Hypotoniker, in unregelmäßigen Abständen kommt ein Hypertonus. Eine Mesenchymreaktivierungsbehandlung durch einen EAV-Arzt brachte keine deutliche Besserung, deshalb Überweisung zur odontogenen Herddiagnostik und -therapie.
Nach Beendigung der Herdtherapie waren die geklagten Beschwerden verschwunden. Wegen der Metallempfindlichkeit des Patienten wurde ein Verträglichkeitstest für Dentallegierungen und Verblendmaterialien durchgeführt. Danach ließ der Patient sich an seinem Wohnort von seinem Zahnarzt drei Brücken und zwei Kronen eingliedern. Sofort traten die alten Beschwerden wieder auf. Ergebnis der erneut durchgeführten Herduntersuchung:

Keine Metallbelastung,
keine Kunststoffbelastung,
keine odontogenen Herde,
stärkste Belastung durch Nelkenöl.

Die Testampulle Caryophyllus D 4 glich alle für diesen Fall relevanten Meßpunkte aus.
Des Rätsels Lösung: Der Zahnarzt hatte die Kronen und Brücken provisorisch eingesetzt und dafür einen nelkenölhaltigen Zement verwendet.

Therapie
Sofortiges Herausnehmen der Kronen und Brücken, Befreiung von den Resten des provisorischen Zementes, keine Unterfüllungen aus Zinkoxyd-Nelkenöl, endgültiges Einsetzen mit Phosphatzement, der gemäß Test vertragen wurde.

Fall

51jährige Patientin. Nach dem provisorischen Einsetzen von zwei Brücken im Unterkiefer traten folgende akute Beschwerden auf:

Kurzluftigkeit
Verschlechterung der Sehfähigkeit
Schmerzen an beiden Handgelenken
Exantheme an beiden Unterarmen

Internistische Untersuchung: kein krankhafter Befund.
Keine Ursachen für die Beschwerden feststellbar.
Orthopädische Untersuchung: Sehnenscheidenentzündung.

EAV-Test
Meßpunkte:
1., 1a., 2., 3. Meßpunkt Lymphgefäß
1., 2., 3. Meßpunkt Allergiegefäß
1a., 2., 3. Meßpunkt Nervendegenerationsgefäß
Kontrollmeßpunkt Herz
Kontrollmeßpunkt Lunge
6 Kiefermeßpunkte

Ergebnis: Keine Belastung durch Dentallegierungen,
keine Belastung durch Prothesen-Kunststoffe,
keine odontogenen Herde.

Der Ausgleich gelang mit 5 Ampullen Caryophyllus D 4.

Dieser Testbefund zeigt an:
a) die von dem provisorischen Befestigungszement und dem darin enthaltenen Nelkenöl ausgehende Fehlsteuerung vieler energetischer Funktionskreise.
b) die außerordentliche Stärke der vom Nelkenöl ausgehenden Belastung.

Therapie
Befreiung der Brücken und Zähne von den Resten des provisorischen Befestigungszementes. Einsetzen mit dem als verträglich getesteten Phosphatzement.

Verlauf:
ohne zusätzliche medikamentöse Therapie klangen die Beschwerden langsam ab – aber erst im Verlaufe von 2 Monaten.

Fall
23jährige Patientin, sehr sensibel, Gebiß nachweislich herdfrei. Nach Legen von zwei Frontzahnfüllungen aus einem Composite-Material mit Unterfüllungen folgende Beschwerden:
Kreislaufbeschwerden,
diffuse Kopfschmerzen,
Schwächeanfälle.

Die Kopfschmerzen bestanden dauernd. Ihre Lokalisation war unabhängig von den bekannten Verläufen der Meridiane am Kopf.
EAV-Diagnostik an den Meßpunkten:
9. Kr.
1a., 3., 4. Nervendegenerationsgefäß
1., 2., 3., Allergiegefäß

Ausgleich mit 3 Ampullen Sdf. Isos D 6 an den Meßpunkten:

9. Kr.

1a., 3. und 4. Nervendegenerationsgefäß

kein Ausgleich an den Meßpunkten

1., 2. Allergiegefäß

geringer Ausgleich am

3. Meßpunkt Allergiegefäß.

Testergebnis
Bei dieser Patientin ging von dem Composite-Material unabhängig von der Größe der Füllungen trotz Unterfüllung eine neurotoxische Wirkung aus.

Therapie
Entfernung der Füllungen, neue Füllungen aus einem Material, das vorher auf seine individuelle Verträglichkeit getestet wurde.
Unmittelbar nach Entfernung der beiden Composite-Füllungen sagte die Patientin spontan: „Jetzt sind die Kopfschmerzen weg". Der Therapieerfolg blieb konstant.
Zum heutigen Zeitpunkt mag dieser Fall noch eine seltene Ausnahme sein. Bei ständiger Zunahme der Umweltbelastung mit gleichzeitig zu beobachtender Steigerung der Sensibilität breiterer Bevölkerungsschichten muß man die Materialverträglichkeit auch der Composites in ein Gesamtkonzept einbeziehen. Es ist immer ein individuelles Problem, das sich mit Hilfe des EAV-Testes von Mensch zu Mensch differenziert lösen läßt.

Die Belastung des Organismus durch Wurzelfüllmaterialien und toxische Eiweißzerfallsprodukte

Es gibt 2 Arten der Fernwirkung ausgehend von wurzelgefüllten Zähnen:

1. Als odontogener Herd kann der wurzelgefüllte Zahn energetische Fernwirkungen auf der Seite seines Sitzes im Bereich des Meridianpaares verursachen, dem er zugeordnet ist.
2. Von einem wurzelgefüllten Zahn kann eine übergeordnete Belastung ausgehen im Sinne einer Fehlsteuerung mehrerer Energieleitbahnen:
   a) durch die Wurzelfüllmassen oder einzelner darin enthaltener Bestandteile.
   b) durch die toxischen Zerfallsprodukte des denaturierten Eiweißes in der Zahnsubstanz.

Zu 1. *Die gezielte Fernwirkung odontogener Herde*
Zur Verifizierung im EAV-Test dienen die Testampullen für die odontogene Beherdung, z.B. die Nosoden

Z 11	Kieferostitis
Z 10	Zahnwurzelgranulom
Z 8	Gangränöse Pulpa

Z 38 Chronisch bakterielle Kieferostitis
Ferner: Bakterielle Nosoden (aerobe und anaerobe)

Siehe Kapitel: Enossale Herde
Intradentale Herde

Siehe Buch: *Voll* „Wechselbeziehungen von Odontonen und Tonsillen zu Organen, Störfeldern und Gewebssystemen".

Zu 2. *Die von wurzelgefüllten Zähnen ausgehende übergeordnete Belastung*
Es gibt:
Zähne mit lege artis durchgeführter Wurzelfüllung.
Zähne mit unvollständiger Wurzelfüllung.
Resezierte Zähne.
Replantierte Zähne.

Diese verschiedenen Zustände nach Wurzelfüllung können im Röntgenbild die Kriterien einer „Ausheilung" im konventionellen Sinne zeigen oder von pathologischen Knochenveränderungen im periapikalen Bereich begleitet sein.
Die von wurzelgefüllten Zähnen ausgehende übergeordnete Belastung kann auch auftreten bei lege artis durchgeführter Wurzelfüllung und bei resezierten Zähnen. Die röntgenologische Erfassung dieser morphologischen Zustände gibt keine Auskunft über die Ausheilung im biologischen Sinne und über das Vorliegen einer Herdfernwirkung.

Zu 2a. *Übergeordnete Belastung ausgehend von Wurzelfüllmassen.*
In Wurzelfüllmassen können u. a. enthalten sein:
Jodoform, Nelkenöl, Formaldehyd, Antibiotika, Cortison.
Diese Substanzen reichen in ihrer neurotoxischen und allergisierenden Wirkung über den Meridianverlauf hinaus, dem der wurzelgefüllte Zahn im Sinne der Wechselbeziehungen zugeordnet ist.

EAV-Test
a) Meßpunkte
Die Auswahl der Meßpunkte geschieht in Relevanz zu der Symptomatik bzw. zu den geklagten Beschwerden.

b) Testampullen
Es gibt so viele Wurzelfüllmaterialien, daß man für jedes Fabrikat kein gesondertes Testpräparat herstellen kann. Zur Testung von Wurzelfüllmaterialien stehen folgende Testampullen zur Verfügung:

Sdf. L-Paste
Sdf. N 2

Ausgangsstoffe für:
Sdf. L-Paste: Ledermixpaste der Firma Lederle. Laut Beschreibung des Herstellers enthält Ledermix „als wirksame Bestandteile das stark entzündungshemmende

Cortisonderivat Delphicort (Triamcinolonacetonid) in Kombination mit dem Breitspektrumantibiotikum Ledermycin (Demeclocyclin)".
Sdf. N 2: Wurzelfüllmaterial N 2, enthält u. a. Paraformaldehyd, Eugenol. Einzelheiten siehe Buch *Sargenti*: Rationelle Endodontie, 1980, Quintessenz.
Nach *Hoppe*, Kiel, können noch so kleine Mengen an Cortison, auch als Bestandteile von Wurzelfüllmassen, die Nebennierenrinde schädigen.
Für die in Wurzelfüllmassen enthaltenen Medikamente stehen folgende Testpräparate zur Verfügung:

P 12	Jodformium
P 21	Formaldehyd sol.
P 5	Cortison
HM 53	Caryophyllus

Testampullen für Antibiotika siehe Kapitel: „Übergeordnete Belastung durch zahnärztliche Medikamente".

Zu 2b. *Übergeordnete Belastung durch toxische Eiweißzerfallsprodukte*
Es ist unmöglich, abgestorbenes Dentin von der Umgebung zu isolieren.
Frau Dr. *Djerassi* und Mitarbeiter haben mittels Radiotopenuntersuchungen nachgewiesen, daß über das Dentin und den Wurzelzement ein Stoffaustausch stattfindet. Dies ist auch der Fall bei Zähnen mit einer Wurzelkanalfüllung lege artis. Somit besteht die Möglichkeit, daß Eiweißabbauprodukte aus devitalen und wurzelgefüllten Zähnen in die Umgebung gelangen.
1960 untersuchten *Hiller* und Mitarbeiter das denaturierte Pulpeneiweiß. Sie fanden peptisch abgebautes Dentineiweiß in Form von Polypeptidketten und hochtoxischen Mercaptanen. *Gaebelein* fand als letzte Abbaustufe einiger dieser Polypeptidketten den hochgiftigen Thioäther, der in der Leber nicht mehr abgebaut werden kann und ein starkes Fermentgift darstellt. Es wird als eine Art Leichengift bezeichnet.
Es gibt keine andere Stelle im menschlichen Körper, in der unter scheinbarer Toleranz solche Substanzen jahrelang liegen bleiben.
Auch wenn der Röntgenbefund als Kriterium für eine „Ausheilung" interpretiert werden kann, bleibt bei wurzelgefüllten und resezierten Zähnen das Problem des Eiweißzerfalls mit seinen toxischen Endprodukten bestehen.

EAV-Test
a) Meßpunkte
Die Auswahl der Meßpunkte geschieht in Relevanz zu der Symptomatik bzw. zu den geklagten Beschwerden.
Die lymphatische Form der Herdfernwirkung ist bei der übergeordneten Belastung durch toxische Eiweißzerfallsprodukte aus devitalen Zähnen nicht oder nur gering ausgeprägt, dafür um so mehr die allergische und/oder neurale Form der Herdfernwirkung. Dementsprechend sind die Meßpunkte in Relevanz zum Krankheitsbild auszusuchen:

1., 2., 3. Meßpunkt Nervendegenerationsgefäß

1a. Nervendegenerationsgefäß = Meßpunkt für die vegetative Belastung des Nervensystems

1., 2., 3. Meßpunkt Allergiegefäß

1a. Allergiegefäß

1., 2., 3. Meßpunkt Endokriner Meridian

Weitere Differenzierungsmöglichkeiten über die Meßpunkte für Leber, Niere, vegetative Plexuspunkte der Organe, Meßpunkt Herzreizleistungs-System.

b) Testampullen

Z 24 Nosode wurzelbehandelter Zahn

Sto 52 Mercaptan (= Thioglykol)

Sto 54 Thioäther

c) Das Vorgehen beim Test:

Ausgleich am 2. Lymphgefäßmeßpunkt und den oben genannten Meßpunkten mit der Nosode wurzelbehandelter Zahn D 3. Bei Ansprechen weitere Ampullen D 3 einsetzen, bis kein weiterer Ausgleich mehr stattfindet. Dabei kann es vorkommen, daß die benötigte Zahl an Testampullen an verschiedenen Meßpunkten unterschiedlich ist. Somit zeigt schon der erste Testgang eine unterschiedlich starke Fernwirkung auf verschiedene Energieleitbahnen. Danach wird ein weiterer Ausgleich angestrebt mit Mercaptan D 5 und Thioäther D 5 eine oder mehrere Ampullen.

Im zweiten Testgang wird an einen wurzelgefüllten Zahn ein dosierter Stromreiz gesetzt und in der Peripherie die Antwort = Regulationsverhalten gemessen.

Die meßtechnischen Kriterien für die Stärke der Fernwirkung sind:

Zeigerhochstand

Zeigerabfall

Art, Potenzstufe und Anzahl der zum Ausgleich nach dem Stromreiztest benötigten Testampullen.

Als Testampullen werden wieder eingesetzt:

Nosode wurzelbehandelter Zahn D 3

Mercaptan D 5

Thioäther D 5

Die Testpräparate Sdf. L-Paste und Sdf. N 2 werden eingesetzt, wenn die Testampullen Nosode wurzelbehandelter Zahn, Mercaptan, Thioäther nicht den erhofften Ausgleich bringen oder wenn die Ätiologie spezifischer toxischer Komponenten geklärt werden soll.

Zu weiteren Differenzierung werden die Testpräparate für die in Wurzelfüllmassen enthaltenen Medikamente eingesetzt.

Beispiel:

Das in der Zahnheilkunde vielfach verwendete Nelkenöl kann bei einigen Patienten eine akute oder anfallsweise Steigerung des Blutdrucks bewirken.

EAV-Test: Ausgleich des Meßwertes am 9. Kr. mit einer oder mehreren Ampullen Caryophyllus D 4.

d) Beurteilung des Testergebnisses:
Ausgleich durch:
Eine oder mehrere Ampullen Nosode wurzelbehandelter Zahn D 3: starke bis stärkste Fernwirkung.
Eine oder mehrere Ampullen Mercaptan D 5 oder Thioäther D 5: starke bis stärkste Belastung durch toxische Eiweißzerfallsprodukte.
Eine oder mehrere Ampullen Sdf L-Paste D 5, Sdf N 2 D 6, Jodoformium D 6, Formaldehyd D 6, Cortison D 5, Caryophyllus D 4: starke bis stärkste Fernwirkung.

Therapeutische Konsequenz
Ist der Ausgleich im EAV-Test durchgeführt wie oben beschrieben (Basisausgleich und Ausgleich nach Stromreiz, Einsatz der genannten Testampullen), muß der wurzelgefüllte Zahn entfernt werden. Dies gilt für Zähne mit normaler Wurzelfüllung, für resezierte oder replantierte Zähne, unabhängig vom Röntgenbefund. Diese Forderung gilt vor allem für die Therapie regulationsgestörter Patienten. Eine Vor- und Nachbehandlung, möglichst mit getesteten Medikamenten, ist im Rahmen der Herd- und Regulationstherapie obligat.
Führt man die Kontrolle der Fernwirkung an allen Meridianpaaren und an den von *Voll* gefundenen Energiegefäßen durch, gewinnt man den besten Einblick über das Ausmaß der Fernwirkung und über die Regulationsblockade. Aufgrund jahrelang auf diese Art gewonnener Testbilder ist der Autor zu den Begriffen der „übergeordneten Belastung“ und des „Störfaktors mit übergeordneter Steuerungsfunktion“ gekommen. Unter einer übergeordneten Belastung kann ein odontogener Herd mit gezielter Fernwirkung verborgen liegen. Siehe Kapitel „Enossale Herde“ und „Intradentale Herde“.
Wenn nach Stromreiz an einem wurzelgefüllten Zahn die Testampullen für odontogene Herde, z.B. die Nosoden Kieferostitis, Zahnwurzelgranulom keinen Ausgleich bringen, kann man dies allgemein als Hinweis dafür ansehen, daß eine Wurzelfüllung vom Standpunkt der konservierenden Zahnheilkunde lege artis durchgeführt worden ist. Das dann vorliegende Problem der Fernwirkung durch toxische Eiweißzerfallsprodukte oder die Belastung durch Medikamente in Wurzelfüllmassen erfordert ein Verständnis, das über den Rahmen der konventionellen Ausbildung hinausgeht.
Ich möchte ausdrücklich betonen, daß nicht von jedem lege artis wurzelgefüllten oder resezierten Zahn eine übergeordnete Belastung oder eine gezielte Fernwirkung ausgeht, zumindest nicht zum Zeitpunkt des ersten EAV-Testes. In derartigen Fällen ist es ratsam, den Test zu einem späteren Zeitpunkt zu wiederholen. Von einer Verwendung wurzelgefüllter Zähne für prothetische Arbeiten wird abgeraten, auch bei gutem Testergebnis. Es muß damit gerechnet werden, daß unter der starken Belastung durch eine Brücke oder durch andere noch nicht vorhersehbare Faktoren der status quo nicht gehalten werden kann und ein oder mehrere Jahre später der Zahn doch als Störfaktor fungiert. Es ist eine Frage der individuellen Belastbarkeit oder Regulationsfähigkeit des vegetativen Grundsystems, wie lange wurzelgefüllte Zähne scheinbar toleriert werden.

Fall

28jährige Patientin, Kausalgie im Bereich des linken Oberkiefers. Die Schmerzen strahlen bis zur linken Stirn aus. Die kontinuierlichen Schmerzen begannen nach einer Kieferhöhlenoperation. Wegen der nicht nachlassenden Schmerzen wurden die Zähne 22 und 23 reseziert. Danach verstärkten sich die Beschwerden. Es wurde noch zweimal nachreseziert ohne geringsten therapeutischen Erfolg.
EAV-Diagnostik: Stärkstes Narbenstörfeld im Bereiche von 21 bis 24. Therapie mit getesteten narbenlösenden Medikamenten. Siehe Kapitel „Narben".
Danach klangen die drei Jahre bestehenden Schmerzen ab. Rezidiv nach drei Monaten.
Erneuter EAV-Test: Keine Störung durch Narben mehr feststellbar. Es wurden jetzt gemessen:

3. und 4. Meßpunkt Nervendegenerationsgefäß
Meßpunkt Nervus trigeminus
2. Lymphgefäßmeßpunkt
Meßpunkt Oberkiefer Mitte

Basisausgleich mit:

2 Ampullen Nosode wurzelbehandelter Zahn D 3
1 Ampulle Mercaptan D 5
1 Ampulle Thioäther D 5

Ausgleich nach Stromreiztest an 22 mit:

3 Ampullen Nosode wurzelbehandelter Zahn D 3
1 Ampulle Mercaptan D 5
1 Ampulle Thioäther D 5

Ausgleich nach Stromreiztest an 23 mit

3 Ampullen Nosode wurzelbehandelter Zahn D 3
2 Ampullen Mercaptan D 5
1 Ampulle Thioäther D 5

Mit den Nosoden für odontogene Herde war kein Ausgleich möglich.
Therapeutische Konsequenz: Chirurgische Entfernung der Zähne 22 und 23 und getestete Vor- und Nachbehandlung.
Nach Entfernung der Zähne trat sofortige Schmerzfreiheit ein. Dieses Therapieergebnis ist konstant geblieben.

Fall

40jähriger Patient, die Zähne 12, 11 und 22 waren 1965 reseziert worden.
1970 allgemeinärztliche Untersuchung durch einen EAV-Arzt. Es wurden drei verschiedene Verfahren zur Herduntersuchung angewendet.
Die an den Zähnen 12, 11 und 22 erhobenen Befunde rechtfertigten noch keine operative Entfernung, deuteten aber bereits eine Tendenz in Richtung Herdbelastung an.
1983 frakturierte 22. Eine Stiftkrone zur Restaurierung des Zahnes war nicht mehr möglich.

Nach Entfernung der Wurzel 22 berichtete der Patient am nächsten Tag: „Sofortiges Nachlassen der Prostatabeschwerden, das Wasserlassen war spontan verbessert". Siehe *Voll:* „Energetische Beziehung Schneidezahn – Blase, urogenitale Organe". Die erneute Herduntersuchung ergab, daß von den Zähnen 12 und 11 eine starke übergeordnete Belastung sowie eine gezielte Fernwirkung ausgingen.

Fazit: Das Belassen von wurzelgefüllten Zähnen, auch wenn sie im Test keinen pathologischen Befund zeigen, stellt immer ein gesundheitliches Risiko dar. Eine regelmäßige Kontrolle mittels EAV-Test ist erforderlich, um zu erkennen, wann das Regulationsgleichgewicht gestört ist.
Biologische oder regulationsphysiologische Aspekte sollten immer bei der Planung von prothetischen Arbeiten berücksichtigt werden.

Fall
40jähriger Patient, aktiver Sportler (Tauchen, Surfen). Im Sommer 1977 Herzrhythmusstörungen. Internistische Behandlung ohne Erfolg. Überweisung zur Herduntersuchung. EAV-Test linke Seite:

	2. Ly-MP	KMP He.	MP HRLS
Ausgangswerte	88+	86+	88+
Ausgleich mit: 2 Amp. Nos. Wbz D 3 1 Amp. Mercaptan D 3 2 Amp. Nos. Ost D 3	50	66(+)	68(+)
Zusätzlich: 1 Amp. Nos. Wbz D 3 1 Amp. Mercaptan D 5		60	58

Zeichenerklärung: Ly-MP = Lymphgefäßmeßpunkt, KMP He. = Kontrollmeßpunkt Herz, MP HRLS = Meßpunkt Herzreizleitungssystem, Amp. = Ampulle, Nos. = Nosode, Wbz. = wurzelbehandelter Zahn, Ost = Kieferostitis.

Testergebnis
Auf der linken Seite geht vom Kiefergebiet eine Kombination von übergeordneter Belastung und odontogenem Herd mit gezielter Fernwirkung auf das Herz aus. Zum Ausgleich der Belastung durch toxische Eiweißzerfallsprodukte auf das Herz wurden insgesamt benötigt drei Ampullen Nosode wurzelbehandelter Zahn D 3 plus zwei Ampullen Mercaptan D 5. Zum Ausgleich der Belastung durch die Kieferostitis wurden zwei Ampullen Nosode Kieferostitis D 3 benötigt.
Daraus kann geschlossen werden, daß bei diesem Patienten die Belastung auf das Herz durch toxische Eiweißzerfallsprodukte aus devitalen Zähnen stärker war als die durch die Kieferostitis. Die Lokalisation des Störfaktors (Unterkiefer, Oberkie-

fer, welcher Zahn) konnte in diesem Fall über die Panorama-Aufnahme erfolgen. Der Zahn 38 war der einzige wurzelgefüllte Zahn im Gebiß. Nach der chirurgischen Entfernung von 38 verschwanden die Herzrhythmusstörungen. Siehe *Voll:* Energetische Beziehung Weisheitszahn – Herz.

Diese Falldarstellung soll folgendes zeigen:
1. Mischformen von übergeordneter Belastung und Herden mit gezielter Fernwirkung kommen vor und lassen sich im EAV-Test differenzieren nach Art und Stärke der Fernwirkung.
2. Durch gezielte Auswahl von Meßpunkten kann der Arbeitsaufwand für einen EAV-Test reduziert werden ohne Einschränkung der Aussage.
3. Eine Panorama-Aufnahme oder Röntgenstatus erleichtern die Herdsuche. Für den Zahnarzt sind sie obligater Bestandteil des Herddiagnostikprogramms.
4. Die Fernwirkung odontogener Herde und Störfaktoren sollte nicht nur am 2. Lymphgefäßmeßpunkt kontrolliert werden, sondern zusätzlich an den für den Fall relevanten Meßpunkten.
5. Über dem Grundsatz der Zahnerhaltung steht das Gebot der Gesunderhaltung des gesamten Organismus.
6. Die Therapieresistenz ist ein Hinweis auf das Vorhandensein von Herden.

Fall
46jährige Patientin, seit 1970 linksseitige Gesichtsschmerzen. Zahnärztliche Behandlungen sowie eine Operation der linken Kieferhöhle brachten keinen Erfolg. Die Schmerzen steigerten sich im Laufe der Jahre. 1982 suchte die Patientin einen EAV-Arzt auf, der ihr durch mehrere Mesenchymreaktivierungsbehandlungen kurzfristige Erleichterungen verschaffen konnte. Überweisung zur Herdsuche.

EAV-Testergebnis (Sommer 1983):
Von dem einzigen wurzelgefüllten Zahn im Gebiß, 25, geht eine stärkste übergeordnete Belastung aus auf folgende Organe und Funktionssysteme: Dickdarm, Dünndarm, Kreislauf, Endokrines System, Lymphwege im Kopfbereich, Kieferhöhle, Kopfnerven, Leber, Niere.

Zum Basisausgleich wurden benötigt:
2 Ampullen Mercaptan D 5
3 Ampullen Thioäther D 5
2 Ampullen Sdf. L-Paste

Zum Ausgleich nach Stromreiztest an 25 wurden benötigt:
3 Ampullen Mercaptan D 5
3 Ampullen Thioäther D 5
2 Ampullen Sdf. L-Paste
3 Ampullen Nosode wurzelbehandelter Zahn D 3

Der Zahn 25 wurde operativ entfernt. Getestete Vor- und Nachbehandlung zum kieferchirurgischen Eingriff ist in solchen Fällen obligat.
Erfolg: Die seit über 13 Jahren bestehenden linksseitigen Gesichtsschmerzen klangen restlos ab.

Das Wesen der Patientin änderte sich, indem sie ihre frühere Fröhlichkeit und ihren Lebensmut wiedererlangte, was sich auf das häusliche Klima positiv auswirkte. Der EAV-Arzt berichtete, daß er mit seiner Therapie zum erstenmal einen richtigen Durchbruch erzielen konnte.

An diesem Fall sollte gezeigt werden:

1. Ein einziger wurzelgefüllter Zahn kann als Störfaktor mit übergeordneter Steuerungsfunktion (Toxische Eiweißzerfallsprodukte, Wurzelfüllmaterialien) eine Vielzahl von Organen und Funktionssystemen belasten.
2. Die langanhaltende Fehlsteuerung im System der Energieleitbahnen kann sich auswirken bis in den psychischen Bereich.
3. Ein nur kurzer Erfolg einer erfahrungsgemäß in anderen Fällen wirksamen Mesenchymreaktivierungsbehandlung muß als Hinweis auf eine bisher nicht erkannte starke Belastung durch Herde oder Störfaktoren angesehen werden.

Die übergeordnete Belastung des Organismus durch allopathische Medikamente im zahnärztlichen Bereich

Antibiotika

Gegen die kritiklose und ungezielte Anwendung von Antibiotika haben sich in der klinischen Medizin und in der Pharmakologie mehrfach warnende Stimmen erhoben.

Antibiotika bewirken eine Funktionsminderung aller endokrinen Drüsen. Verifizierung im EAV-Test an den Meßpunkten 1., 2., 3. Meßpunkt Endokriner Meridian.

Bei bereits eingetretener Schädigung durch Antibiotika können Zeigerhochstände und Zeigerabfälle mit den Testampullen für die verschiedenen Antibiotika ausgeglichen werden.

Antibiotika können Dünndarm, Dickdarm und Leber schädigen.

Testung an den 4 entsprechenden Organmeßpunkten.

Zur Diagnostik bereits eingetretener Schäden stehen als Testampullen zur Verfügung:

P 1	Penicillinum
P 3	Streptomycinum
P 6	Tetracyclin = Achromycin
P 7	Chlortetracyclin
P 11	Chloramphenicol
X	Erytromycin
Sdf.	Spiramycin (Selectromycin)
Sdf.	Ampicillin
Sdf.	Batri

Die Therapie bereits eingetretener Schäden ist Aufgabe des Arztes.

Sulfonamide:
Testampulle: P 4 Sulfanilamidum
Cortison:
Testampulle: P 5 Cortison

Cortison kann in einigen Wurzelfüllmassen enthalten sein. Die Nebenwirkungen des Cortison sind in der Medizin bekannt. Müssen Patienten gemäß ärztlicher Verordnung cortisonhaltige Medikamente einnehmen, ist dies bei der Herddiagnostik und -therapie zu berücksichtigen. Cortison bewirkt bei der EAV-Diagnostik scheinbare normergische Werte, die als Folge der Unterdrückung körpereigener Abwehrfunktionen aufzufassen sind. Nach Einsetzen von Cortison D 5, eine oder mehrere Ampullen in die Wabe, kann es in einigen Fällen gelingen, daß danach die „echten" oder annähernd „echten" Meßwerte durchkommen. Eine Herddiagnostik bei Patienten mit langfristiger Cortisonbehandlung ist zumindest problematisch und im Ergebnis nicht sicher.

Jodoform: u. a. Verwendung bei der Behandlung von Extraktionswunden und nach Kieferhöhlenoperation. Jodoform hat eine starke neurotoxische Wirkung.
Testampulle: P 12 Jodoformium
*Walkhoff*sche Lösung: ein in der Zahnheilkunde sehr häufig benutztes Mittel bei verzögerter Wundheilung.
Testampulle: P 25 Chlorkampfermenthol

Formalinhaltige Mittel im Zuge der Wurzelbehandlung:
Testampulle: P 21 Formaldehyd sol.

Arsen: Arsenhaltige Präparate wurden und werden zum Teil heute noch zum Devitalisieren von Pulpen verwendet.
Testampulle: HM 49 Arsenicum album.

Weitere allopathische Mittel und Testampullen:
P 24 Chloroform
P 29 Creosolum
HM 14 Kreosotum
Sdf. Tand-Cr (Tanderil)

Perubalsam wird von einigen Zahnärzten zur Unterstützung der Wundheilung nach Extraktion oder kieferchirurgischen Eingriffen empfohlen.
Perubalsam macht in vielen Fällen erhebliche Bauchbeschwerden, die weder vom Zahnarzt noch vom Arzt dann in einen ursächlichen Zusammenhang gebracht werden. Perubalsam wirkt weit über den Meridian hinaus, dem das operierte Zahnfach zugeordnet ist. Wirkungsrichtung von Perubalsam: vegetative Plexus der Bauchorgane.
Testampulle: HM 343 Balsamum peruvianum.

Zahnpasten
Fast alle Zahnpasten enthalten zur Geschmacksverbesserung Pfefferminz. Die jahrelange Benutzung von pfefferminzhaltigen Zahnpasten kann zu Beschwerden im Bauchraum führen, ohne daß ein entsprechender Zusammenhang erkannt wird. Die Wirkungsrichtung zielt auf die vegetativen Plexus der Bauchorgane, insbesondere auf den Plexus coeliacus.
Testampulle: HM 370 Mentha piperita

Fall
42jährige Patientin. Im Rahmen einer umfangreichen Allgemeinbehandlung wegen chronischer Polyarthritis mußten odontogene Herde chirurgisch entfernt werden. Trotz sorgfältiger Vor- und Nachbehandlung mittels getesteter Medikamente gab es einen stark verzögerten und schlechten Heilverlauf. Die täglich gemessenen Werte, die im normergischen Bereich lagen, stimmten mit dem klinischen Bild nicht überein.
Auf genaues Befragen gab die Patientin zu, daß sie ihre früher verordnete Dauermedikation mit einem cortisonhaltigen Präparat beibehalten habe, auch während der Zeit, wo sie bei einem EAV-Arzt war.
Durch Einsatz des potenzierten Cortisons änderten sich an einer Vielzahl von Meßpunkten die Werte, die nun höher lagen und Zeigerabfälle aufwiesen. Erst jetzt war es möglich, die für die gestörte Wundheilung erforderlichen Medikamente besser – nicht optimal – zu testen und damit den Heilverlauf zu steuern.

Fall
52jährige Patientin. Diffuse Beschwerden im rechten Unterkiefer. Klinisch und röntgenologisch kein krankhafter Befund zu erheben. 47 ganz geringe periodontitische Beschwerden. Der zunächst behandelnde Zahnarzt verordnete ein in der Zahnheilkunde gängiges oral einzunehmendes Antibiotikum. Die Patientin bekam schon nach der ersten Einnahme stärkste allergische Reaktionen, erhebliche Augenbeschwerden, Verschlechterung des Allgemeinzustandes.
Die differenzierte Diagnostik mittels EAV ergab einen intradentalen Herd bei 47. Dieser Zahn wurde entfernt und zur bakteriololgischen Untersuchung eingeschickt. Ergebnis: Reinkultur von Enterokokken. Diese typischen Darmkeime sprechen nicht auf Antibiotika an.
Dieser Fall zeigt deutlich, welche Verantwortung der Zahnarzt auf sich nimmt bei der kritiklosen Anwendung von Antibiotika. Wichtiger als die EAV-Diagnostik bereits eingetretener Schäden durch Arzneimittel (sogenannte Nebenwirkungen) ist die Umkehr des Therapeuten in seinem Denken.
Vor Anwendung von allopathischen Medikamenten kann der Arzt/Zahnarzt sich mittels EAV-Test überzeugen, welche „Nebenwirkungen“ entstehen.
Am Beispiel der Antibiotikabehandlung einer Sinusitis maxillaris soll das Vorgehen beim EAV-Test dargestellt werden.

		Meßpunkt Sinus maxillaris	3. Lymphgefäßmeßpunkt
Anfangswert		92!	90!
Antibiotikum	A	84	80
Antibiotikum	B	78	80
Antibiotikum	C	54	50

Aussage: Von verschiedenen Antibiotika, die reversibel austauschbar in den Teststromkreis eingebracht wurden, hat das Antibiotikum C eine gute therapeutische Wirkung auf die Sinusitis maxillaris. (ABC stehen für verschiedene Antibiotika verschiedener Hersteller.)
Es soll im zweiten Testgang geklärt werden, ob mit Nebenwirkungen zu rechnen ist.

a) Überprüfung an folgenden Meridianen:
   Di., Dü., Drei E, Le., Ni.
   Es können gemessen werden:
   Die Kontrollmeßpunkte der Organe
   Die Nagelbettwinkelpunkte
   Die vier Organmeßpunkte
b) Liegen die Anfangswerte über 70 und bestehen Zeigerabfälle, ist es zweckmäßig, die Werte auf den Normalwert von 50 Skalenteilen (Dermatron) zu bringen. Dies kann geschehen mittels Nosoden, homöopathischer Medikamente oder mit gleichgerichteten Kippschwingungsimpulsen geringster Stromintensität. Sind die Anfangsmeßwerte im Bereich von 50 bis 70 Skalenteilen ohne Zeigerabfall, kann auf den Ausgleich verzichtet werden.
c) Das zu überprüfende allopathische Medikament wird in die Wabe oder auf den Sockel der Wabe gelegt.
d) Die unter a) genannten Meßpunkte werden wieder gemessen.
e) Auswertung der Meßergebnisse: Treten wieder Erhöhung der Meßwerte, Zeigerschnellen, Zeigerabfälle auf, zeigen diese Meßkriterien die Belastung des Energiesystems an und geben Auskunft über die zu erwartenden „Nebenwirkungen" bei Applikation des Medikamentes. Der Zeigerabfall – auch bei mäßig erhöhten Meßwerten – gilt als das wichtigste Kriterium für die zu erwartende Belastung. Dieses Prüfverfahren kann nicht nur für Antibiotika, Sulfonamide, Schmerzmittel, Beruhigungsmittel, sondern für alle allopathischen Medikamente durchgeführt werden. Eine Überprüfung wirksamer homöopathischer Medikamente im EAV-Test ergibt, daß die oben genannten Meßkriterien, die auf unerwünschte Nebenwirkungen schließen lassen, nicht auftreten. Im Gegenteil: Bei einem richtig gewählten homöopathischen Medikament kündigt sich dessen therapeutische Wirkung an, indem mehrere Meßpunkte für verschiedene Organe oder Funktionssysteme ausgeglichen sind oder Werte zwischen 50 und 64 Skalenteile (Dermatron) haben.

II. Herde mit gezielter Fernwirkung

A. Enossale Herde
B. Intradentale Herde
C. Fremdkörper im Kieferknochen

Zu A. *Enossale Herde*
Von folgenden strukturellen Veränderungen im Kieferknochen können Herdfernwirkungen auf den Organismus ausgehen:

Chronische Ostitis im Leerkieferbereich
Periapikale Ostitis
Radikuläre Zyste
Follikuläre Zyste
Tiefe Knochentasche
Wurzelreste im Kiefer
Verlagerte, retinierte Zähne
Perikoronitis
Überzählige Zähne
Odontome*

Die chronische Ostitis im Leerkieferbereich
In der älteren Herdliteratur findet man die Bezeichnung „Restostitis". Diese Bezeichnung wird dem damit verbundenen Begriffsinhalt nicht gerecht. Die Formulierung „chronische Ostitis" kommt einem speziellen Geschehen im Leerkieferbereich am nächsten. Bei der hier zu besprechenden Problemstellung werden unter dem Begriff der chronischen Ostitis im Leerkieferbereich histologisch verschiedene Formen der Ostitis bis hin zur Osteomyelitis verstanden. Siehe Abschnitt „Testampullen" in diesem Kapitel. Siehe „Bakteriologische und histologische Befunde an klinisch nicht erfaßbaren Zahnherden", Seite 163 dieses Buches.

Ursachen für die chronische Ostitis
1. Bei regulationsgestörten Patienten sind die Voraussetzungen für eine Ausheilung von Extraktions- und Operationswunden im Kieferbereich nicht gegeben. Eine Dauertherapie mit allopathischen Medikamenten muß als Störfaktor angesehen werden, besonders eine Cortisontherapie, siehe Kasuistik „Die Belastung des Organismus durch allopathische Medikamente."
   Eine Abschirmung von kieferchirurgischen Eingriffen mittels Antibiotika bringt zwar eine schnelle und symptomlose Schließung der Wunde. Es besteht jedoch die Gefahr, daß unter der *anti*-biotischen Medikation die biologischen und

* Odontom: seltene meist am Unterkiefer auftretende Geschwulst aus fertigem Zahngewebe (Dentin, Schmelz, Zement).
Aus: Pschyrembel „Klinisches Wörterbuch".

energetischen Vorgänge im Organismus fehlgesteuert werden. Siehe Kapitel „Die Belastung des Organismus durch allopathische Medikamente".
2. Auf die Odontone können im Sinne der energetischen Wechselbeziehungen (*Voll*) Fernstörungen von geschädigten Organen her einwirken und eine Ausheilung des Kieferknochens verhindern.
3. Bei der üblichen Zahnextraktion bleibt vielfach eine Trümmerwunde zurück: anfrakturierte Knochenteilchen, scharfe Knochenränder, über die sich das Periost spannt.
4. Ein verbliebener ostitischer Prozeß im Knochen. Dies muß nicht auf Fahrlässigkeit bei der Extraktion zurückzuführen sein. Es gibt ostitische Prozesse, die sich röntgenologisch nicht darstellen lassen. Siehe Abschnitt „Grenzen der Röntgendiagnostik" in diesem Kapitel.
   Ferner gibt es ostitische Prozesse, die sich bei der Operation dem Auge des Zahnarztes entziehen. Es handelt sich hier um eine verminderte bioenergetische Leistung des Organismus um einen pathologischen Prozeß herum, z.B. um die Wurzel eines Zahnes mit einem intradentalen Herd. Im EAV-Test läßt sich ein derartiger Zustand verifizieren. Siehe Kapitel „Intradentale Herde."
5. Unterlassung einer chirurgischen Zahnentfernung: Aufklappung, Ausfräsen der Alveole bis in den gesunden Knochen hinein, primäre Naht, getestete Nachbehandlung.
   Bei regulationsgestörten Patienten ist die chirurgische Zahnentfernung immer erforderlich. Die Zahnextraktion im üblichen Sinne ist keine herdtherapeutische Maßnahme. Bei einer Trümmerwunde oder einer Ostitis im mikroskopischen Bereich mag vielleicht ein gesunder und kräftiger Organismus noch zu einer Heilung kommen. Bei regulationsgestörten Patienten – diese nehmen an Zahl ständig zu – ist dies nicht der Fall.

Zur Diagnostik der chronischen Ostitis im Rahmen der Kopfherddiagnostik gehören folgende Kenntnisse und Untersuchungen:

1. Kenntnis der Meridianverläufe und der energetischen Wechselbeziehungen von Odontonen zu Organen und Gewebssystemen.
2. Röntgenuntersuchung.
3. EAV-Test.

Zu 1. *Energetische Wechselbeziehungen*
Diese sind ausführlich dargestellt in dem Buch von *Voll* „Wechselbeziehungen von Odontonen und Tonsillen zu Organen, Störfeldern und Gewebssystemen", Medizinisch Literarische Verlagsgesellschaft, Uelzen.

Zu 2. *Röntgenuntersuchung*
Erforderlich sind:
Panoramaschichtaufnahme zur Gesamtübersicht.
Einzelaufnahmen dort, wo Detailzeichnung erforderlich ist.

Grenzen der Röntgendiagnostik
Strukturveränderungen zeigen sich im Röntgenbild erst, wenn mehr als 40% der harten Knochenstruktur verändert sind.
Das Röntgenbild zeigt nur einen örtlichen Befund, jedoch keine energetische Herdfernwirkung an.

Vorteile der Röntgendiagnostik
Das Röntgenbild ist wichtig zur Beurteilung der topographischen Situation, besonders bei der später erfolgenden operativen Entfernung der chronischen Ostitis.

a) Lage zum Canalis mandibularis
b) Lage zum aufsteigenden Ast des Unterkiefers
c) Lage zur Kieferhöhle
d) Lage zu benachbarten Zähnen. Dies gilt vor allem für die chronische Ostitis im Bereiche der 8. Odontone im Verhältnis zu den vier 7ern und deren Erhaltungsmöglichkeit.
e) Beurteilung eines zu erwartenden Substanzverlustes bei bereits stark atrophierten Kiefern. Schwierigkeit einer späteren prothetischen Versorgung.

Röntgenologische Hinweise auf eine chronische Ostitis
Wenn man sich intensiv mit Herddiagnostik befaßt, wird man häufiger als sonst im Röntgenbild Hinweise auf das eventuelle Vorhandensein einer chronischen Ostitis erkennen:

a) Diffuse Aufhellung in einem Leerkieferbereich.
b) Aufhellung im Bereiche einer ehemaligen Alveole. Die ehemaligen Alveolenwände sind noch deutlich sichtbar, während das ehemalige Alveolenlumen sich in seiner Röntgendichte eindeutig vom benachbarten Kieferknochen unterscheidet.
c) Die Kortikalis des zahnlosen Alveolarfortsatzes ist unterbrochen. Nach Aufklappung und Bildung des Schleimhaut-Periostlappens kann man mit der Sonde die Kortikalis an einer oder mehreren Stellen mühelos durchstechen und fällt in eine Höhle hinein.
   Bei einer gesunden Kortikalis ist dies unmöglich. Manchmal kann man sogar mit einem stumpfen Instrument, z.B. einem Füllinstrument, die erweichte Kortikalis durchstoßen.
d) Der knöcherne Boden der Kieferhöhle erscheint unterbrochen. Sind im Röntgenbild gleichzeitig umfangreiche Aufhellungen im oberen Molarenbereich zu erkennen, so dürfte das klinische Bild der antroalveolären Ostitis vorliegen, die an den Operateur erhöhte Anforderungen stellt.

Zu 3. *EAV-Test*
Möglichkeiten
Meßpunkte
Testampullen
Vorgehen beim Test
Beurteilung der Stärke der Herdfernwirkung (HFW)

Die Möglichkeiten des EAV-Testes bezüglich der chronischen Ostitis:

a) Klärung, ob eine chronische Ostitis vorliegt, ja oder nein
b) Lokalisation der chronischen Ostitis, z.B. in einem größeren Leerkieferbereich
c) Stärke der Störung
d) Feststellung der Fernwirkung und damit Unterscheidung, ob die Ostitis ein lokal begrenztes Geschehen ist oder ein echter Herd mit dem Kriterium der Fernwirkung
e) Unterschiedliche Formen der Ostitis sind feststellbar.

Meßpunkte:
Lymphgefäßmeßpunkte: 1., 1a., 2., 3.
Kiefermeßpunkte: 7. und 8. Ma, 25. Gouv., 24. Con.
Kieferabschnittspunkte: I–VI siehe Supplementband I des mehrbändigen Werkes von *Voll* „Topographische Lage der Meßpunkte der Elektroakupunktur nach *Voll* (EAV)".
Zusätzliche für den Fall relevante Meßpunkte. Die Auswahl dieser Meßpunkte ist von Fall zu Fall verschieden und richtet sich nach dem Krankheitsbild, z.B. bei therapieresistenten Herzbeschwerden:

KMP He = 8c. He.
MP Plexus cardiacus = 8e. He.
MP Herzreizleitungssystem = 7. He.

oder: MP 1d. Drei E, wenn festgestellt werden soll, ob odontogene Herde als ätiologische Faktoren für therapieresistente Mammaknoten in Frage kommen.

Testampullen:
a) Wala Organpräparate

Medulla ossium
Mandibula feti
Maxilla feti
Periosteum (selten)
Alveoli dent. (selten)

b) Nosoden

Z 11 Kieferostitis,
Z 26 Zahnsäckchen,
Z 30 Exsudative Ostitis,
Z 32 Sklerosierende Ostitis,
Z 35 Osteosklerose des Kiefers,
Z 37 akute bak. Ostitis,
Z 38 chronisch bak. Ostitis,
Z 46 fettige Ostitis,
Z 47 destr. Granulationsgewebe,
A 8 Osteomyelitis,
H 10 Osteosinusitis maxillaris.

c) Bakterielle Nosoden

A 4 Staphylococcinum
A 5 Streptococcinum
A 17 Nos. Staphylococcus koag. pos.
A 26 Nos. Staphylococcus aureus
A 28 Staphylo-Streptococcinum
A 29 Nos. Streptococcus viridans
A 30 Nos. Streptococcus haemolyticus
A 34 Nos. Bacteroides
A 35 Nos. Peptostreptoc. anaerobius
Z 49 Nos. Corynebacterium anaerobius

Mit Hilfe der Organpräparate kann man in kurzer Zeit einen guten Übersichtstest durchführen.
Mit Hilfe der Nosoden erhält man die präziseste Aussage in bezug auf den Schweregrad der Veränderung im Kieferknochen, die Stärke der Fernwirkung, in manchen Fällen auch über die Vorgeschichte.
Beispiel: Ist über eine oder mehrere Ampullen Nosode Osteomyelitis D 3 ein Ausgleich im Test möglich, ist dies ein Hinweis auf eine starke Wundheilungsstörung.
Fragt man nach dem Verlauf post extraktionem oder operationem, berichten die Patienten immer von erheblichen Komplikationen im Heilverlauf, lange bestehenden Oedemen und erheblichen Schmerzen.

Das Vorgehen beim EAV-Test:

a) Messung der Lymphgefäßmeßpunkte 1., 1a., 2. und 3.
Messung der 6 Kiefermeßpunkte.
Messung der für den Fall relevanten Meßpunkte.
b) Ausgleich des 2. Lymphgefäßmeßpunktes mit Ostitisnosoden soweit wie möglich. Findet der Ausgleich statt, ist die Aussage: einfaches odontogenes Herdgeschehen in Form der Kieferostitis. Sind noch weitere Nosoden erforderlich zum Ausgleich, zum Beispiel neben der Nosode Kieferostitis die Nosoden Zahnsäckchen und Osteosinusitis maxillaris oder Nosoden für intradentale Herde, lautet die Aussage: mehrfaches odontogenes Herdgeschehen.
c) 15–30 Sekunden Pause.
Nochmals den 2. Lymphgefäßmeßpunkt messen. Geht der Meßwert wieder hoch, gilt folgende Aussage: der dominierende Herd ist erfaßt, weitere Herde sind noch vorhanden. Es müssen noch weitere Ampullen eingesetzt werden. Bleibt der Meßwert konstant auf 50, unternimmt man den nächsten Schritt im Testvorgang.
d) Messung der Lymphgefäßmeßpunkte 1., 1a. und 3.
Mehrere Möglichkeiten:
Meßwerte haben sich nicht geändert.
Aussage: das odontogene Herdgeschehen belastet nicht die Tonsillen und nicht die Nebenhöhlen.
Meßwerte sind besser, Zeigerabfälle weniger.

Aussage: Odontogenes Herdgeschehen belastet den Lymphabfluß der Tonsillen und Nebenhöhlen.
Meßwerte alle auf 50, kein Zeigerabfall.
Aussage: allerstärkste Belastung der Lymphwege durch die odontogenen Herde. Schwerpunkt der Kopfbeherdung liegt im Kieferbereich.

e) Messung der für den Fall relevanten Meßpunkte nach Ausgleich des 2. Lymphgefäßmeßpunktes: drei Möglichkeiten:
Keine Meßwertveränderung. Aussage: Keine akute odontogene Herdfernwirkung.
Meßwertverbesserung: das odontogene Herdgeschehen hat einen Anteil an der Organstörung.
Ausgleich bis 50: Das „Erfolgsorgan" wird durch ein odontogenes Herdgeschehen stark belastet.

f) Lokalisation der chronischen Ostitis, wenn mehrere Leerkieferbereiche im Unter- und Oberkiefer auf derselben Seite vorhanden sind.
Die Lokalisation geschieht mit Hilfe des Stromreiztestes. Einstellung am Dermatron:
Wechselgerichtete Kippschwingung,
10 Hz Festfrequenz,
Intensität 2,5 bis 3.
Aufsetzen der Zahnelektrode auf die Punktelektrode.
Zahnelektrode an das leere Odonton führen, einen kurzen Stromstoß (mit dem Druckknopf am Testgriffel) je einmal bukkal und lingual bzw. palatinal geben, danach Zahnelektrode abnehmen.

Erneute Messung: Die Kontrolle der Fernwirkung wird durchgeführt am 2. Lymphgefäßmeßpunkt und an einem oder mehreren für den Fall relevanten Meßpunkten an den Händen oder Füßen. Vorbedingung: Die zur Kontrolle der Fernwirkung ausgewählten Meßpunkte müssen vor dem Stromreiz ausgeglichen sein. Geht nach dem Stromreiz der Meßwert eines Punktes hoch und weist einen Zeigerabfall auf, ist dies ein Kriterium für eine odontogene Herdfernwirkung (HFW).
Der anschließende Ausgleich mit Nosoden ermöglicht eine präzise Aussage über Art und Stärke der HFW (siehe unten) und schafft die Voraussetzung für die Überprüfung des nächsten Odontons mittels Stromreiz.
Vorteile des Stromreiztestes: Sicherste Kontrolle von Lokalisation, Art, Stärke der Fernwirkung eines Herdes. Orientierung an Meßpunkten, die auch für den Anfänger leicht erlernbar sind. Die Kieferabschnittspunkte I–VI sind für den Anfänger nicht immer leicht zu finden. Der Ausgleich an den 6 Kiefermeßpunkten bereitet dem Anfänger gelegentlich Schwierigkeiten. Wenn der Ausgleich dieser Meßpunkte mit Zahn- und Kiefernosoden nicht vollständig gelingt, muß man an weitere Störmomente in den Kiefern denken, z.B. Störungen durch Stellungsanomalien der Zähne, zu testen durch Potenzen von Calcium fluoratum. Im Sinne der energetischen Wechselbeziehungen können auch Störungen von Organen auf das zugeordnete Odonton einwirken.
Nachteile des Stromreiztestes: großer Zeitaufwand.

Da letztenendes der Zahnarzt einen kieferchirurgischen Eingriff oder eine Zahnentfernung vorzunehmen und zu verantworten hat, sollte der zeitliche Mehraufwand für einen Stromreiztest mit Kontrolle der Fernwirkung an peripheren Punkten kein Hinderungsgrund sein, diese sehr präzise Form der Diagnostik durchzuführen.

Besonderheiten:

a) Stromreiztest nicht zu empfehlen bei Patienten mit durchgemachtem Herzinfarkt. Durch den Stromstoß an einem beherdeten Odonton wird ein Toxinschub ausgelöst. Eventuelle Komplikationen kann der Zahnarzt nicht beherrschen.

b) Patienten mit starker Kreislauflabilität:
Durch einen Toxinschub nach Stromreiztest kann ein sofortiges Kreislaufversagen ausgelöst werden. Ohnmachtsanfall auf dem Teststuhl. In einem derartigen Fall wird der Test vorzeitig beendet und zu einem späteren Zeitpunkt das beherdete Odonton chirurgisch saniert.

c) Bei Patienten mit einem Herzschrittmacher ist der Stromreiztest nicht angezeigt.

Beurteilung der Stärke der HFW nach Stromreiz:

a) Nach Ausgleich mit Organpräparaten:
Organpotenz D 6: schwache HFW. Mesenchymreaktivierungsbehandlung (MRB) möglich.
Organpotenz D 6 + D 8: mittelstarke HFW. MRB sollte versucht werden. Mitbehandlung derjenigen Organe, die entsprechend den energetischen Wechselbeziehungen den belasteten Kieferabschnitt irritieren.
Organpotenz D 10 oder D 10 + D 8: aktiver Herd, operative Entfernung + getestete Vor- und Nachbehandlung erforderlich. Organpotenzen D 12 und höher: sehr starke HFW. Häufig werden zwei verschiedene Organpotenzen zum Ausgleich benötigt, z.B. D 12 + D 10: Operative Entfernung der chronischen Ostitis + umfangreiche getestete Vor- und Nachbehandlung erforderlich. Wenn nach chirurgischer Entfernung einer chronischen Ostitis und getesteter Nachbehandlung keine Potenz der Organpräparate Medulla ossium, Mandibula feti, Maxilla feti im EAV-Test paßt, gilt dies als Kriterium, daß keine enossalen Herde mehr verhanden sind.
Der Einsatz der Organpotenzen zur Herddiagnostik ist möglich und legitim. Eine gezieltere und differenziertere Diagnostik wird erreicht durch den Einsatz der Nosoden.
Die E-Potenzen der Organpräparate zeigen im EAV-Test den Entzündungszustand eines Organes an, die D-Potenzen den Zustand der Degeneration.
Die Nosoden zeigen im EAV-Test den Grad der Toxinbelastung an und geben Auskunft über ätiologische Faktoren. Dies können wichtige Entscheidungshilfen bei der Planung der Herdtherapie sein. Siehe Kasuistik.

b) Nach Ausgleich mittels Nosoden:
1–2 Ampullen einer Ostitisnosode D 3: schwache HFW. Mit operativer Entfernung der chronischen Ostitis warten. Medikamentöse Behandlung, am besten MRB. Danach nochmalige Kontrolle.

3 Ampullen einer Ostitisnosode D 3: Grenzfall. Eine MRB kann versucht werden. Nach der MRB erneute Kontrolle. Wenn wiederum 3 Ampullen einer Ostitisnosode D 3 benötigt werden, ist die operative Entfernung der chronischen Ostitis angebracht.
Ausnahme: Wenn beim ersten Test nach Ausgleich mit 3 Ampullen einer Ostitisnosode D 3 mehrere Meßpunkte in der Peripherie deutlich ausgeglichen sind, spricht dies in diesem Fall für eine starke HFW. Dann ist auch eine operative Entfernung der chronischen Ostitis berechtigt.
4 und mehr Ampullen einer Ostitisnosode D 3: starke bis stärkste HFW. Hinweis auf eine mangelnde Abwehrlage. Operation muß durch geeignete Vor- und Nachbehandlung begleitet sein.

Hinweise zum Einsatz der verschiedenen Ostitisnosoden
Z 11 Nosode Kieferostitis: Wird am häufigsten benötigt.
H 10 Nosode Osteo-Sinusitis maxillaris: wird bei der Testung des seitlichen Oberkiefers eingesetzt, entweder als alleinige Nosode oder in Ergänzung zur Nosode Kieferostitis. Werden 4 und mehr Ampullen Nosode Osteo-Sinusitis maxillaris D 3 zum Ausgleich benötigt, kann man bei der operativen Entfernung der chr. Ost. mit einer Osteolyse des Kieferhöhlenbodens rechnen. Antroalveoläre Ostitis! Es besteht die Gefahr der Perforation der Kieferhöhlen-Schleimhaut.
Z 26 Nosode Zahnsäckchen, paßt häufig allein oder wenn Nosode Kieferostitis nicht alles ausgleicht bei Leerkiefer des 8. Odontons.
Z 47 Nosode destruierendes Granulationsgewebe: wenn sehr alte und vernarbte Wunden vorliegen, bei denen das Knochengewebe nicht ordnungsgemäß organisiert ist.
Z 32. Die sklerosierende Ostitis ist immer für sich allein, nie in Nachbarschaft mit einer rarefizierenden Ostitis.
In besonderen Fällen, wenn keine dieser Nosoden paßt und man trotzdem aufgrund der Anamnese, das Verlaufes und des Beschwerdebildes den Verdacht auf ein chronisches Geschehen im Leerkiefer hat, sollten folgende Nosoden eingesetzt werden:

A 8 Nosode Osteomyelitis
Bakterielle Nosoden
a) Aerobier
b) Anaerobier

Röntgenologisch ist die Osteomyelitis von der chronischen Ostitis nicht zu unterscheiden. Die Differenzierung ist nur möglich postoperativ über die histologische Untersuchung und präoperativ über den EAV-Test

Eigene Erfahrungen:
Eine Osteomyelitis als Testbefund wurde nur erhoben, wenn Fehler bei der Herdtherapie gemacht wurden: Falscher Zeitpunkt der Operation, keine oder ungenügende medikamentöse Vor- und Nachbehandlung des kieferchirurgischen Eingriffs, keine sorgfältige Bereinigung des Knochengewebes, Außerachtlassung von

Störfaktoren, die auf die Knochenwunde einwirken und den Heilverlauf blockieren, Nichtbeachtung einer allgemeinen Abwehrschwäche.
Die Schwere des Krankheitsbildes kommt zusätzlich zum Ausdruck, wenn mit bakteriellen Nosoden in der D 3 oder D 4 ein Ausgleich zu erzielen ist. Vor einer operativen Entfernung einer Osteomyelitis ist eine längere Vorbehandlung im Sinne der MRB erforderlich.

Weitere enossale Herdmöglichkeiten:

Strukturveränderung im Kiefer	**Nosoden-Testampullen**
Periapikale Ostitis	Kieferostitis Zahnwurzelgranulom Gangränöse Pulpa Wurzelbehandelter Zahn
Radikuläre Zyste	Radikuläre Zyste
Follikuläre Zyste	Follikuläre Zyste
Verlagerte, retinierte Zähne	Zahnsäckchen Kieferostitis Follikuläre Zyste Bakterielle Nosoden
*Perikoronitis	Zahnsäckchen Kieferostitis Follikuläre Zyste Zahnfleischtasche M
Wurzelreste im Kiefer	Ostitis-Nosoden Gangränöse Pulpa
Sklerose im Kiefer	Osteosklerose des Kiefers Sklerosierende Ostitis
Hyperzementose	Gangränöse Pulpa Chronische Pulpitis.
Resorption an Zahnwurzel	Gangränöse Pulpa Chronische Pulpitis

* Hinweis für den Arzt: Die Perikoronitis ist eine marginale Parodontitis, besonders häufig bei retinierten Weisheitszähnen.

Tiefe Knochentaschen besonders ohne Abfluß allerstärkste Herde	Kieferostitis, Periodontitis-Periostitis, Zahnfleischtasche M Parodontose, Periodontitis, Gingivitis, Bakterielle Nosoden
Odontome:	Diagnostik in der Klinik

Die Therapie enossaler Herde

Vorbemerkung:

Es gelten folgende grundsätzliche Erkenntnisse aus der Herdlehre: Bei einem Herd besteht:

a) Eine Veränderung im Gewebe.
b) Diese Veränderung ist nicht reversibel, eine restitutio ad integrum ist nicht mehr möglich.
c) Der Organismus kann diesen Prozeß nicht eliminieren.
d) Im weichen Grundgewebe besteht keine Abwehrschranke gegenüber der Gewebsveränderung.
e) Von der Gewebsveränderung geht eine Fernwirkung aus.
   Definition des Herdbegriffes siehe Seite 11.

Die Therapie der chronischen Ostitis wird bestimmt nach dem Testergebnis. Beim Ausgleich mit vier Ampullen einer Ostitisnosode D 3 muß operiert werden. Auf medikamentösem Wege ist eine Ausheilung nicht zu erwarten. In manchen Fällen, die sich durch die Stärke der HFW auszeichnen, kann schon nach Ausgleich mit drei Ampullen einer Ostitisnosode D 3 operiert werden.

Diese Aussage basiert auf vergleichenden Untersuchungen von EAV-Testergebnissen an Kieferleerstrecken und histologischen Untersuchungen des bei der Operation entnommenen Knochenmaterials. Siehe Kapitel „Bakteriologische und histologische Befunde an klinisch nicht erfaßbaren Zahnherden“, Seite 163 dieses Buches.

Werden eine oder zwei Ampullen einer Ostitisnosode D 3 oder die Potenzstufen ab D 4 an aufwärts zum Ausgleich benötigt, sollte immer der medikamentöse Weg vorgezogen werden, am besten im Rahmen einer MRB (Nosoden, homöopathische Einzelmittel und Organpräparate).

Die chronische Ostitis des Kieferknochens hat eine sehr große Bedeutung als Herd. Aus meiner Erfahrung stelle ich sie vor Zysten, Granulome.

Bei der Zyste hat der Organismus auf einen gesetzten Reiz reagiert, lokal eine Abwehrzone geschaffen und damit gezeigt, daß er in seinem Vegetativen Grundsystem noch regulationsfähig ist.
Anders liegen die Verhältnisse bei der chronischen Ostitis. Eine chronische Ostitis kann als Ausdruck einer erheblich eingeschränkten Regulationsfähigkeit des Organismus angesehen werden. Die lokale Abwehrschranke im Vegetativen Grundsystem ist längst durchbrochen. Der Körper hat keine Begrenzung schaffen können.

Herdtherapie im Kiefergebiet
1. Vorbehandlung
2. Kieferchirurgischer Eingriff
3. Nachbehandlung

Zu 1. Das Optimum einer Vorbehandlung ist die getestete MRB (Nosoden, Organpräparate, homöopathische Mittel) nach *Voll.* Wenn diese nicht durchgeführt werden kann, sollten homöopathische Medikamente gegeben werden nach den Regeln der Homöopathie oder nach Praxiserfahrung. Eine „Abschirmung" mittels Antibiotika ist nicht im Sinne einer Herd- und Regulationstherapie. Durch Antibiotika werden die körpereigenen Abwehrfunktionen blockiert. Siehe Kapitel „Belastung durch allopathische Medikamente."
Bei der operativen Entfernung einer chronischen Ostitis findet man keine deutliche Abgrenzung gegenüber dem gesunden Knochen. Diese Situation kann erheblich verbessert werden durch eine getestete MRB.

Zu 2. *Kieferchirurgischer Eingriff*
Das Operationsgebiet muß übersichtlich dargestellt werden, die Operation geht bis in das gesunde Gewebe hinein. Nur von hier aus kann – bioenergetisch gesehen – die Heilung erfolgen.

Zu 3. *Medikamentöse Nachbehandlung*
Mittels getesteter potenzierter Medikamente wird der Heilungsverlauf gesteuert (siehe *Thomsen* „Das Steuerungsmedikament, eine Möglichkeit zur Nachbehandlung in der Herdtherapie", Phys. Med. u. Reh., 17. Jahrgang, Mai 1976).
Durch die Trias: Vorbehandlung, kieferchirurgischer Eingriff, Nachbehandlung sollen die Ursachen vermieden werden, die zu einer chronischen Ostitis führen, wie sie zu Anfang dieses Kapitels beschrieben sind.

Fall
Patientin, geboren 1925. Aus der umfangreichen Vorgeschichte: 1957 Nephrektomie rechts, seit 1964 rezidivierende Zystopyelitis links, chronisches Leberleiden, Darmstörungen, 1970–1972 in Abständen Wurzelspitzenresektionen an den Zähnen 22, 23, 24. Keine Heilung, deshalb Extraktion dieser Zähne im Dezember 1972, danach hochfiebrige Zystopyelitis links.
Als Therapie bei der über viele Jahre hindurch rezidivierenden Zystopyelitis hatte die Patientin hohe Dosen verschiedener Antibiotika bekommen. Erfolg: hochgra-

dige Allergie gegen Antibiotika, kein Ansprechen mehr auf diese Medikamente, zusätzliche Nierenschädigung. Stark reduziertes Allgemeinbefinden. Berufsausübung unmöglich.
Das Vorhandensein von Bakterien, die nicht unsere normalen Symbionten sind, ist Ausdruck eines gestörten Milieus. Durch laufende und hohe Gaben von Antibiotika, von Sulfonamiden und anderen Allopathika wird die Regulationsfähigkeit des Vegetativen Grundsystems erheblich gestört, eingeengt. Die Folge ist eine weitere und stärkere Milieuschädigung. Abgetötete Bakterien sind Toxine und blockieren die mesenchymale Funktion.
In diesem stark reduzierten Allgemeinzustand und mit der blockierten Regulationsfähigkeit des Vegetativen Grundsystems kam die Patientin am 9. 2. 1973 zur Herduntersuchung.
Aus den verschiedenen Voruntersuchungen flossen als wichtigste Information in den EAV-Test ein die schwerpunktmäßig geschädigten Organe und deren Beziehungen zu den Odontonen:

Niere	---	Schneidezähne
Leber	---	Eckzähne
Darm	---	Prämolaren des Oberkiefers

Vorgehen beim EAV-Test:
Ausgleich am 2. Lymphgefäßmeßpunkt: sechs Ampullen Nosode Kieferostitis D 3. Dadurch Ausgleich am 3. Lymphgefäßmeßpunkt und Ausgleich bis 58 ohne Zeigerabfall an den Lymphgefäßmeßpunkten 1., 1a.. Dieser Befund spricht für ein stärkstes Herdgeschehen, ausgehend von einer chronischen Ostitis.
Einengung des Prozesses:

Röntgenstatus:	im Unterkiefer keine Leerkieferstrecken.
Oberkiefer:	26, 27 bezahnt
	22 bis 25 Leerkiefer

Eine Lokalisation der chronischen Ostitis mittels Stromreiztest war nicht erforderlich.
In diesem Fall genügten für die Diagnostik die Anamnese, die Kenntnis der Wechselbeziehungen, der Röntgenbefund und der EAV-Test.
Ganz allgemein ist es möglich, durch systematische Vorarbeit in vielen Fällen den Arbeits- und Zeitaufwand für einen EAV-Test auf ein sinnvolles Maß zu begrenzen, ohne daß die Qualität der Aussage darunter leidet.

Therapie

1. Vorbehandlung mittels MRB.
2. Operative Entfernung der chronischen Ostitis 22 bis 25, Materialentnahme während der Operation für eine histologische Untersuchung.
3. Nachbehandlung mittels getesteter potenzierter Medikamente zur Steuerung der 1. Phase des Heilverlaufs. Ab 2. Woche post op. erfolgte eine MRB.

Therapieerfolg
Es trat kein Rezidiv der Zystophyelitis mehr auf. Die Erkältungsneigung der Patientin klang ab. Die Patientin gab an, daß ihre subjektiven Beschwerden bezüglich Leber und Darm etwa zu 50% reduziert waren.
Die weitere Behandlung von Leber und Darm geschah mit biologischen Medikamenten.
Diese konnten jetzt endlich „greifen", da die Blockade durch die Herde entfiel.
Seit der Herdoperation hat die Patientin keine Antibiotika, Sulfonamide oder andere allopathische Medikamente mehr benötigt. Zwei Wochen nach der Herdoperation konnte sie ihre Berufstätigkeit als Ärztin wieder aufnehmen.
Der Erfolg hält von 1973 bis zur Niederschrift 1984 an. Das während der Operation entnommene Material wurde zur histologischen Untersuchung eingeschickt.
Der histologische Befund lautet:
„Die zahlreichen, etwa linsengroßen Gewebsstücke bestehen zur Hälfte aus Weichteilen einer Zahnalveole, zur anderen aus spongiösem Knochen, der zum größten Teil Fasermark, zum kleineren ödematöses Fettmark enthält. In den Weichteilen umfangreiche Verschwielungen mit einer herdförmigen nichteitrigen Entzündung. Als Entzündungszellen sieht man vorwiegend Plasmazellen und Lymphozyten, kaum Leukozyten. Diese Infiltrate greifen auf das Periost des Knochens über, der selbst im Bereich der Fasermarkräume auch entzündliche Infiltrate der gleichen Art enthält. In den verschwielten Weichteilen sind außerdem zahlreiche Fremdkörpereinflüsse zu finden, die zum größten Teil nadelförmige doppelbrechende kristalline Substanzen darstellen, wahrscheinlich Talkum.
Demnach Fremdkörperverschwielung mit einer Restostitis und Periostitis."
März 1978: Nachkontrolle des Operationsgebietes mittels Stromreiztest.
Ergebnis: Keine chronische Ostitis mehr testbar.
Keine Narben.

Fall
38jährige Patientin, Beschwerden: Schnelle Ermüdbarkeit, kommt morgens schlecht in Gang, schnell erschöpft, Kreislauflabilität, Struma, Haarausfall, rheumatische Beschwerden.

1979: Herduntersuchung alii loci.
Operative Entfernung von 48. Der Zahn 47 wurde mit entfernt. Nach der Kieferoperation trat eine Verschlechterung aller oben genannten Symptome ein. Zusätzlich bekam die Patientin nach dem Eingriff eine Neuralgie V 3. Ast rechts und eine Paraesthesie im Bereich der rechten Unterlippe.

1981 Herduntersuchung mittels EAV-Test.
Aus dem gesamten Untersuchungsergebnis ist für dieses Thema wichtig:
1. Übergeordnete Belastung des Organismus durch Amalgam und dessen Komponenten.
2. Der Ausgleich nach Stromreiz an der Leerkieferstrecke 48, 47 gelang mit den üblichen Ostitisnosoden nicht.

Zum Ausgleich wurden benötigt:
3 Ampullen Osteomyelitis D 3
1 Ampulle Nosode destruierendes Granulationsgewebe D 3
1 Ampulle Nosode Staphylococcinum D 4

Dieser Testbefund spricht für die Nichtausheilung der vor zwei Jahren durchgeführten Entfernung von 48, 47.

Als Ursachen für diesen Mißerfolg sind anzusehen:
1. Es wurde zum falschen Zeitpunkt – zu früh – operiert
2. Übergeordnete Belastung durch Amalgam nicht beachtet
3. Keine genügende Vorbehandlung
4. Keine täglich getestete Nachbehandlung
5. Gesamtsituation der Patientin falsch eingeschätzt:
   Hypoergischer Zustand.

In derartigen Fällen ist die Zusammenarbeit mit einem erfahrenen EAV-Arzt erforderlich, der die gesamttoxische Situation eines Patienten soweit reduziert, daß im Energiehaushalt eine Situation geschaffen wird, in der eine so schwerwiegende Operation wie die Entfernung eines verlagerten Weisheitszahnes ausheilen kann. Eine Ausheilung im bioenergetischen Sinn ist nicht gleichzusetzen mit der Schließung einer Extraktions- oder Operationswunde.

B. Intradentale Herde

Von folgenden Veränderungen innerhalb des Pulpenraumes können Herdfernwirkungen ausgehen:

Chronische Pulpitis
Pulpendegeneration
Pulpengangrän
Zustand nach Wurzelfüllung
Zustand nach Wurzelspitzenresektion
Zustand nach Replantation

Von wurzelgefüllten Zähnen, resezierten und replantierten Zähnen können 2 Arten einer Herdfernwirkung (HFW) ausgehen:

a) übergeordnete Belastung. Siehe Kapitel „Die Belastung des Organismus durch Wurzelfüllmaterialien und toxische Eiweißzerfallsprodukte".
b) gezielte HFW auf dem Meridianpaar, dem das Odonton zugeordnet ist. Hierbei handelt es sich nicht um eine HFW ausgehend von dem Zahn selbst, sondern ausgehend von dem umgebenden Knochen, speziell dem periapikalen Bereich. Siehe Kapitel „Enossale Herde".

Als intradentale Herde im strengeren Sinne sind zu bezeichnen die Chronische Pulpitis, die Pulpengangrän, die Pulpendegeneration.
Die Chronische Pulpitis (Chr. P.) verläuft meistens klinisch stumm. Die exakte Diagnose im Sinne der wissenschaftlichen Medizin geht nur über die histologische

Untersuchung. Im Verlauf einer Chr. P. treten degenerative Veränderungen der Pulpa auf (Dentikel, Vakuolenbildung in der Odontoblastenschicht, atrophische Veränderungen im Pulpengewebe). Im weiteren Verlauf kann es zu einer Einschränkung der Reizbeantwortung bei der sogenannten Vitalitätsprüfung kommen. Der weitere Verlauf ist gekennzeichnet durch ein völliges Fehlen der Beantwortung auf thermische oder elektrische Reize. Die Pulpa ist abgestorben und geht über in die Gangrän. Eine Differenzierung dieser stummen Zustände einer angeschlagenen Pulpa ist im EAV-Test möglich.
Der Beginn einer Chr. P. ist mit den klinischen Mitteln nicht genau bestimmbar. Zwischen diesem Beginn und der klinischen Manifestation einer Pulpengangrän kann ein jahrelanger Prozeß in der Pulpa ablaufen, der gekennzeichnet ist durch einen Verlust an Regulationsfähigkeit.
Die Pulpa mit eingeschränkter oder verlorener Regulationsfähigkeit ist eines der wichtigsten Themen für den Zahnarzt. Unter dem Aspekt einer medizinischen Ganzheitsbetrachtung gewinnt sie für Ärzte aller Fachrichtungen eine neue Bedeutung wegen der von ihr ausgehenden und auf den ganzen Körper einwirkenden Schädigungsmöglichkeiten.

Ursachen für eine Chr. P. und deren Folgezustände:

1. Fortgeschrittene Karies oder Sekundärkaries
2. Unsachgemäß gelegte Silikat- oder Kunststoff-Füllungen ohne Unterfüllung zum Schutz der Pulpa
3. Dasselbe gilt für die Amalgamfüllung
4. Lokal angewandte ätzende Medikamente bei oder nach der Präparation einer Kavität oder eines Kronenstumpfes. Diese Medikamente haben eine eiweißfällende Wirkung.
5. Überhitzung bei der Präparation. Gefahr der Turbine
6. Trauma
7. Tiefe Knochentaschen, retrograde Wirkung auf die Pulpa
8. Mehrere Füllungen in einem Zahn. Beispiel: zwei große Approximalfüllungen in einem Schneidezahn. Oder: pulpennahe Zahnhalsfüllungen bei bestehender pulpennaher mod-Füllung. (Erklärung für Ärzte: mod-Füllung = 3flächige Füllung).
9. Hämatogen bei bestimmten Allgemeinerkrankungen, z.B. bei Diphtherie, Sepsis, Keuchhusten, Scharlach
10. Hämatogene Virusbelastung als Zweit- oder Drittschlag

Klinische Möglichkeiten zur Diagnostik der Chr. P.:

1. Gelegentliches leichtes Ziehen oder minimale Temperaturempfindlichkeit können auf eine Pulpenirritation hindeuten. Die Diagnose „Chronische Pulpitis“ kann aufgrund dieser Angaben nicht gestellt werden.
2. Vitalitätsprüfung:
   a) elektrisch
   b) thermisch
   c) diagnostisches Anbohren
3. Röntgenuntersuchung

Zu 2. *Vitalitätsprüfung*
Sie ist ihrer Art nach eine Sensibilitätsprüfung, jedoch hat der Ausdruck Vitalitätsprüfung Eingang in den Sprachgebrauch gefunden.
Die Darstellung der verschiedenen Methoden und Geräte ist Bestandteil der konventionellen zahnärztlichen Ausbildung. Folgende Fehlerquellen schränken die Aussage der Vitalitätsprüfung ein:

Mehrwurzeliger Zahn, (eine Wurzel mit gesunder Pulpa, andere Wurzel mit erkrankter Pulpa)
Feuchte Gangrän
Sehr dicke Schmelzschicht
Elektrisch überempfindliche Patienten
Kronen und Brückenarbeiten

Alle Methoden der Vitalitätsprüfung, die auf der Sensibilität der Pulpa basieren, sind mit zuviel Subjektivität belastet und haben deswegen nur eine begrenzte Aussagekraft. Alle sogenannten Vitalitätsprüfungen geben keine Antwort auf folgende drei Fragen:
a) liegt eine Chr. P. oder eine degenerative Veränderung der Pulpa vor?
b) wird das Vegetative Grundsystem belastet?
c) findet eine gezielte Fernirritation eines Organs oder Gewebssystems statt?

Es ist somit im Sinne des bioenergetischen Denkens zu unterscheiden zwischen der „Vitalität" einer Pulpa im herkömmlichen Sinne und der Regulationsfähigkeit einer Pulpa im Rahmen des Vegetativen Grundsystems.
Eine Pulpa mit eingeschränkter Regulationsfähigkeit kann bei der herkömmlichen Vitalitätsprüfung noch als gut befunden werden, hat aber die Fähigkeit verloren, zusätzliche örtliche oder allgemeine Reize zu verkraften, also einzuregulieren, z.B. Präparationstrauma, virale oder bakterielle Besiedelung auf hämatogenem Wege, Okklusionstrauma.
Eine vitale Pulpa im üblichen Sinne der Zahnheilkunde bedeutet noch keine voll regulationsfähige Pulpa im Sinne biologischer und energetischer Zusammenhänge.

Zu 3. *Röntgenuntersuchung*
Mit Hilfe des Röntgenbildes kann man keine intradentalen Herde diagnostizieren. Dennoch gibt es wertvolle Hinweise auf Veränderungen der Pulpa:

1. Dentikelbildung
2. Pulpennahe Füllungen
3. Karies unter Füllungen
4. Tiefe bis zum Apex reichende Knochentaschen
5. Erweiterter Periodontalspalt
6. Hyperzementose
7. Resorption an der Zahnwurzel

Zusammenfassung: Intradentale Herde sind mit konventionellen Mitteln nicht erfaßbar. Ebenfalls läßt sich keine Aussage darüber machen, ob von einer Chr. P.

oder einer degenerativen Pulpaveränderung energetische Fernwirkungen auf andere Organe oder Funktionssysteme ausgehen oder ob jene Zustände nur lokale Bedeutung haben.

EAV-Test von intradentalen Herden
Möglichkeiten
Meßpunkte
Testampullen
Vorgehen beim EAV-Test
Beurteilung des Testergebnisses und therapeutische Konsequenz

Die Möglichkeiten des EAV-Testes bezüglich intradentaler Herde:
1. Klärung, ob ein intradentaler Herd vorliegt oder nicht.
2. Lokalisation eines intradentalen Herdes innerhalb der geschlossenen Zahnreihe.
3. Klärung, wie weit der Prozeß fortgeschritten ist, Chr. P., Pulpendegeneration, Gangrän.
4. Feststellung, ob eine Fernwirkung vorliegt.
5. Beurteilung, ob ein Zahn für eine zu planende Krone oder Brücke in Frage kommt: Ausschluß eines intradentalen Herdes.

Die EAV-Diagnostik geschieht über den Medikamententest und den Stromreiztest anhand ausgewählter Meßpunkte.

Meßpunkte:
Die Auswahl der Meßpunkte geschieht nach demselben Prinzip wie beim EAV-Test von enossalen Herden beschrieben. Siehe dort.

Testampullen:
1. Organpräparate von Wala:
   Pulpa dentis
   Dens (nur bedingt)
2. Nosoden von Staufen-Pharma:
   Z 28 Nosode Chronische Pulpitis
   Z 8 Nosode Gangränöse Pulpa

In besonders schwierigen Fällen kommen zusätzliche Nosoden-Testampullen (Firma Staufen-Pharma) zur Diagnostik in Frage:
   Z 7 Nosode Karies
   Gruppe A bakterielle Nosoden
   Gruppe C Grippe-Nosoden
   Gruppe C Virus-Nosoden
   Gruppe F Nosoden für Infektionskrankheiten

Mit Hilfe der Organpräparate gewinnt man einen Einblick in ein entzündliches und/oder degeneratives Geschehen innerhalb der Pulpa.
Mit Hilfe der Nosoden erhält man die präziseste Aussage in bezug auf den Schweregrad der Veränderungen in der Pulpa (siehe nächste Seite), die Stärke der Fernwirkung und über zusätzliche auf die Pulpa einwirkende Belastungen, z.B. bakterielle und virale Besiedelungen, Belastung durch Infektionskrankheiten. Diese

weitgehenden Differenzierungsmöglichkeiten sind eine Domäne der EAV und dienen dazu, manchen Zahn durch eine sinnvolle medikamentöse Therapie zu erhalten.

Das Vorgehen beim EAV-Test

Bei der Testung intradentaler Herde wird nach demselben Prinzip vorgegangen wie bei der Testung enossaler Herde. Siehe Kapitel „Enossale Herde". Statt der Nosoden für enossale Herde werden zur Diagnostik die Nosoden für intradentale Herde eingesetzt. Die Nosode Gangränöse Pulpa ist nicht 100 %ig identisch mit dem klinischen Begriff der Pulpengangrän. Die klinisch diagnostizierte Pulpengangrän stellt einen Endzustand dar, die morphologische Struktur der Pulpa ist aufgelöst. Die verschiedenen Vorstadien sind in vivo mit den klinischen Möglichkeiten nicht oder nicht einwandfrei zu diagnostizieren. Im EAV-Test ist dies möglich über die Testampulle Nosode Gangränöse Pulpa in den verschiedenen Potenzstufen.

Das Vorgehen beim Stromreiztest

Schneidezähne im Unterkiefer und Oberkiefer: je 1 Stromstoß labial und lingual bzw. palatinal.

Prämolaren im Unter- und Oberkiefer: je 1 Stromstoß bukkal und lingual bzw. palatinal.

Molaren Unterkiefer: jeweils an die mesiale und distale Wurzel je 1 Stromstoß bukkal und lingual.

Molaren Oberkiefer: an die beiden bukkalen Wurzeln je 1 Stromstoß. An die palatine Wurzel 1 Stromstoß.

Einstellung am Dermatron wie beschrieben im Kapitel „Enossale Herde".

Der Stromreiztest ist nicht indiziert bei:

Patienten mit durchgemachtem Herzinfarkt
Patienten mit Herzschrittmachern
Vorsicht bei odontogen herdbedingter Kreislauflabilität.

Beurteilung des Testergebnisses und therapeutische Konsequenzen:

Der Zeigerhochstand zeigt die Entzündungskomponente an, der Zeigerabfall zeigt die degenerative Komponente an.

Der wiederauftretene Zeigerabfall nach Stromreiz zeigt die HFW an.

Ein Ausgleich mit der Nosode Gangränöse Pulpa zeigt immer den schwereren Grad einer morphologischen Destruierung und die stärkere HFW an als der Ausgleich mit der Nosode Chronische Pulpitis.

Eine oder zwei Ampullen Nosode Chronische Pulpitis (Chr. P.) D 3:

Die Pulpa ist belastet. Behandlungsversuch mit den Möglichkeiten der Konservierenden Zahnheilkunde: Sorgfältige Entfernung aller schädigenden Noxen (Amalgamfüllung ohne Unterfüllung, Kunststoffüllung ohne Unterfüllung, Karies), Behandlung der Kavität mit Calxyl oder Reogan-Liquidum, Unterfüllung, Interimsfüllung. Im Idealfall wird eine MRB den Ausheilungsprozeß unterstützen. Nach 6 Monaten Kontrolle des Heilverlaufes mittels EAV und Stromreiztest.

Ein Zahn mit diesem Testbefund ist nicht geeignet für eine Kronen- oder Brückenbehandlung. Die Pulpa würde das zusätzliche Präparationstrauma nicht verkraften.

Drei Ampullen Chr. P. D 3: Grenzfall. Ein Behandlungsversuch kann unternommen werden. Keine Kronen- oder Brückenpräparation. Kontrolle in 6 Monaten.
Vier und mehr Ampullen Chr. P. D 3: Mit einer Erholung der Pulpa ist nicht zu rechnen. Bei diesem Testbefund liegt fast immer eine HFW vor. Therapie: chirurgische Entfernung des Zahnes.
Eine Ampulle Nosode Gangränöse Pulpa (G. P.) D 3: Die Pulpa ist schon geschädigt, das energetische Vorstadium einer degenerativen Veränderung zeichnet sich im EAV-Test deutlich ab. Behandlungsversuch. Nicht geeignet für Kronen oder Brücken.
Zwei Ampullen G. P. D 3: Grenzfall. Die degenerative Veränderung der Pulpa ist weiter fortgeschritten. Behandlungsversuch mit konservierenden Mitteln und MRB. Verlaufskontrolle mittels EAV-Test. Keine Überkronung des Zahnes, keine Verwendung für prothetische Arbeiten.
Drei und mehr Ampullen G. P. D 3: Irreversible Schädigung der Pulpa. Bei diesem Testbefund liegt fast immer eine HFW vor. Therapie: chirurgische Entfernung des Zahnes.
Eine Ampulle Chr. P. oder G. P. D 4, D 5, D 6, D 8: Hier zeigt sich eine Tendenz an. Häufig zu testen bei Zähnen mit Sekundärkaries, Amalgam ohne Unterfüllung.
Eine Ampulle Chr. P. D 10 oder höhere Potenzen: Die Pulpa ist regulationsfähig. Ein normales Präparationstrauma wird überstanden. Eine Überhitzung durch hochtouriges Schleifen mit zuwenig Spraykühlung wird auch von der klinischen Zahnheilkunde als pulpenschädlich angesehen.

Besonderheiten beim EAV-Test intradentaler Herde:

a) Nach Stromreiz kein vollständiger Ausgleich mit der Nosode Gangränöse Pulpa: Ist die degenerative Veränderung in der Pulpa weiter fortgeschritten, gehen die bioelektrischen Vorgänge über den Apex hinaus, sie sind „Vorreiter". Röntgenologisch ist noch nichts zu erkennen, da noch keine umfangreichen strukturellen Veränderungen stattgefunden haben.
   Testampullen für diesen Zustand:
   Z 11 Nosode Kieferostitis D 3, D 4, D 5, D 6
   Z 29 Nosode Periodontitis D 3, D 4, D 5, D 6
   Diese Nosoden zeigen testmäßig eine Entwicklung des Prozesses über den Apex hinaus an.
   Beispiel: Wert nach Stromreiz 88 +
   Ausgleich bis 60 mit 4 Ampullen Nosode G. P. D 3
   Ausgleich von 60–50 mit 1 Ampulle Nosode Kieferostitis D 4.
   Wird zusätzlich die Nosode Kieferostitis D 3 oder D 4 nach Einsatz von drei oder mehr Ampullen Nosode G. P. D 3 getestet, ist der Prozeß irreversibel. Der Zahn muß chirurgisch entfernt werden.
b) Nach Stromreiztest von Molaren des Oberkiefers, in manchen Fällen auch von oberen Prämolaren, bleibt der Ausgleich mit den Nosoden Chronische Pulpitis und Gangränöse Pulpa nicht stabil oder ist nur zum Teil möglich. Grund: lange Wurzeln der oberen Prämolaren und Molaren, die bis an den Boden der Kieferhöhle reichen. Durch den Stromreiz wird dann eine den Zähnen übergeordnete

Belastung der Kieferhöhle aktiviert. Zum Ausgleich werden dann benötigt die Nosoden: H 5 Sinusitis maxillaris
H 1 Kieferhöhlenpolyp
H 14 Kieferhöhlenzyste
Nosoden für die Erkrankungen der oberen Luftwege. Siehe unten.

c) Bei einer grippalen Infektion können die Viren auf hämatogenem Wege in die Pulpa gelangen. Nach Stromreiz erhält man hohe Meßwerte und Zeigerabfälle, die nicht oder nur geringfügig mit den Nosoden für intradentale Herde ausgeglichen werden können. Der Ausgleich gelingt dann mit den Nosoden für die oberen Luftwege, besonders mit folgenden Virus-Nosoden:

C 5	Nosode V-Grippe
C 7	Nosode V2-Grippe
C 8	Nosode V3-Grippe
C 9	Nosode V4-Grippe
C 13	Nosode V5-Grippe
C 23	Nosode Asiengrippe A
C 24	Nosode VA2-Grippe
C 27	Nosode VA2L-Grippe
C 28	Nosode VAPCH-Grippe
C 29	Nosode V75-Grippe
C 30	Nosode V76-Grippe
Sdf.	Nosode V78-Grippe
Sdf.	Nosode V79-Grippe
Sdf.	Nosode V80-Grippe
Sdf.	Nosode V83-Grippe
Sdf.	Nosode V84-Grippe

Seltener kommen in Frage:

C 1	Influencinum
C 2	Nosode Influencinum ves.
C 14	Nosode Influencinum tox.
C 17	Influencinum AB

d) In seltenen Fällen können auch die Erreger von Infektionskrankheiten wie Scharlach, Parotitis, Diphtherie oder die Toxine der Erreger zu einer Schädigung der Pulpa führen. Die Verifizierung im EAV-Test geschieht über die Nosoden der Gruppe F. Gelingt der Ausgleich mit diesen Nosoden, ist dies als Hinweis auf eine allgemeine Abwehrschwäche anzusehen. Eine MRB durch einen EAV-Arzt ist anzuraten.

e) Nach Stromreiz können zum Ausgleich auch bakterielle Nosoden eingesetzt werden, z.B.:

Aerobier: A 4 Nosode Staphylococcinum
A 5 Nosode Streptococcinum
A 17 Nosode Staphylococcus koag. pos.
A 26 Nosode Staphylococcus aureus

A 28 Staphylo-Streptococcinum
A 29 Nosode Streptococcus viridans
A 30 Nosode Streptococcus haemolyticus

Anaerobier: A 34 Nosode Bacteroides
A 35 Nosode Peptostreptoc. anaerobius
Z 49 Nosode Corynebacterium anaerobius

Der Ausgleich mit diesen Nosoden gibt Auskunft über spezifische Belastungen. Siehe Kapitel „Bakteriologische und histologische Befunde bei klinisch nicht erfaßbaren Zahnherden".

f) Verborgene Karies unter Füllungen oder an schwer einzusehenden Stellen: In diesen Fällen gelingt der Ausgleich mit den Nosoden Chr. P. oder G. P. nicht vollständig. Wird das Einschwingphänomen (langsames Ansteigen des Zeigers auf 50 Skalenteile beim Dermatron und Halten dieses Wertes) erreicht mit einer Ampulle Nosode Karies D 3 oder D 4, muß der Zahn nach den Regeln der Konservierenden Zahnheilkunde behandelt werden. Danach wird sich das Regulationsverhalten der Pulpa bessern, was sich im EAV-Test zeigt durch Ausgleich mit einer Ampulle Nosode Chr. P. D 10, D 12 oder höher.

Fall

Patientin, geb. 1942. Beschwerden: Seit 1972 linksseitige Kopfschmerzen, linke Augenbraue und linke Wange druckempfindlich, taubes Gefühl in der linken Oberlippe.
1975: Nach Schwangerschaft und Berufsaufgabe Verstärkung der Beschwerden, zusätzlich Druck hinter dem linken Auge und um das linke Auge herum. In Abständen stechende Schmerzen in der linken Wange.
Im Sommer 1976 traten die Beschwerden fast täglich auf. Zusätzlich empfand die Patientin „ein Einschießen von Blitzen um das Auge herum".
Fachärztliche Untersuchungen und Behandlungen: Arzt für Allgemeinmedizin: Überweisung an verschiedene Fachärzte. HNO-Arzt: ohne Befund.
Ophthalmologe: Sehnerv geschädigt, Behandlung ohne Erfolg. 2 Neurologen: Behandlungen ohne Erfolg, dafür folgende Diagnosen:

1. Neurologe: Überforderungssyndrom mit Neuralgie.
2. Neurologe: Neurotische, nicht ausgelastete junge Hausfrau.

Nadelakupunkturbehandlung: ohne Erfolg.
Herddiagnostik mittels EAV-Test: Mittels Stromreiztest wurden alle gefüllten Zähne im linken Unterkiefer und Oberkiefer überprüft. Nach Stromreiz an 27 sagte die Patientin: „Jetzt schießt es wieder durch im linken Auge".
Ausgleich nach Stromreiz an 27: vier Ampullen Nosode Gangränöse Pulpa D 3. Die HFW wurde kontrolliert an den Meßpunkten:

2., 3. Lymphgefäßmeßpunkt
5. Ma. = Meßpunkt Kieferhöhle
3. Meßpunkt Nervendegenerationsgefäß

21. Drei E = Meßpunkt für das Auge, vorderer Abschnitt
1. Gbl. = Meßpunkt für das Auge, hinterer Abschnitt

Therapie
Chirurgische Entfernung von 27 und getestete Vor- und Nachbehandlung.
Als der Zahn 27 gerade entfernt war, sagte die Patientin spontan: „Jetzt ist der Druck vom Auge weg". Alle Beschwerden verschwanden während der Nachbehandlungsphase.
Von 1976 bis zur Niederschrift 1984 ist der Erfolg konstant geblieben.
Es ist zu betonen, daß aufgrund der üblichen Vitalitätsprüfung der Zahn als vital gelten mußte. Der Röntgenbefund war unauffällig. Nach konventionellen zahnärztlichen Vorstellungen wäre der Zahn nicht entfernt worden.
Da in diesem Fall der EAV-Testbefund mit den klinischen Befunden nicht übereinstimmte, wurde der Zahn 27 histologisch untersucht. Befundbericht des Pathologen: „In dem Pulpenraum findet sich eine ungleichmäßige Fibrose und Sklerose mit Dentikelbildungen. Dabei ist es auch zu einer Sklerosierung der Pulpengefäße gekommen. Neben der hyalinen Degeneration finden sich auch verkalkte Bindegewebsstränge. Die Veränderungen sind offensichtlich auf dem Boden einer chronischen Pulpitis entstanden, die jetzt im Narbenstadium vorliegt."

Fall
50jährige Patientin. Nach einer umfangreichen biologischen Allgemeinbehandlung und Entfernung einiger avitaler Zähne verschwanden alle anfänglichen Beschwerden bis auf die Kreislaufbeschwerden. Diese trotzten jeder internistischen Behandlung.
Während des Urlaubes traten diffuse Beschwerden im rechten Unterkiefer auf. Die Patientin nahm auf Anordnung des Zahnarztes Baycillin oral. Erfolg: Schwerste allergische Allgemeinerscheinungen. Keine Wirkung auf den rechten Unterkiefer.
Nach Rückkehr aus dem Urlaub EAV-Test. Nach Basisausgleich Stromreiztest an allen gefüllten und überkronten „vitalen" Zähnen im rechten Unterkiefer. Die HFW wurde kontrolliert an:

2. Lymphgefäßmeßpunkt
8d. Kr. = Kontrollmeßpunkt Kreislauf
9. Kr. = Summationsmeßpunkt Arterien

Auffällig reagierte nur der Zahn 47. Nach Stromreiz wurden zum Ausgleich benötigt:

drei Ampullen Nosode Gangränöse Pulpa D 3
eine Ampulle Nosode Kieferostitis D 4

Der Zahn war überkront, röntgenologisch ohne Befund.

Herdtherapie
Der Zahn 47 wurde chirurgisch entfernt und herdbezüglich nachbehandelt. Die bisher therapieresistenten Kreislaufbeschwerden verschwanden ohne internistische Behandlung.
Der Zahn 47 wurde zur bakteriologischen Untersuchung eingeschickt.
Ergebnis: Reinkultur von Enterokokken.

An diesem Einzelfall soll folgendes herausgestellt werden:

1. Die Vitalitätsprüfung (elektrisch, diagnostische Trepanation) führte zu dem Ergebnis: „vitaler Zahn".
2. Das Röntgenbild zeigte keinen pathologischen Befund.
3. Der Herdbefund zeigt, daß eine „vitale" Pulpa im konventionellen Sinne nicht identisch sein muß mit einer voll regulationsfähigen Pulpa.
4. Der Befund „Reinkultur von Enterokokken aus dem Dentin des Zahnes „spricht aufgrund allgemeiner bakteriologischer Erfahrungen (*Lodenkämper*) für das Vorliegen einer schweren Infektion.

   Mit *Lodenkämper* darf man annehmen, daß Enterokokken auf dem hämatogenem Wege in die Zähne gelangen. Eine durch Karies, pulpennahe Füllung ohne Pulpenschutz, Kronenpräparation als Zweit- oder Drittschlag angeschlagene Pulpa ist nicht mehr abwehrfähig.

   Eine Besiedelung mit Bakterien kann zu jeder Zeit stattfinden. Es hängt von bestimmten Faktoren ab, ob aus der Besiedelung eine Infektion wird, die womöglich zu einer irreversiblen Schädigung des befallenen Organs führt.

   Die irreversible Schädigung der Pulpa wurde im EAV-Test angezeigt durch den Einsatz von drei Ampullen Nosode Gangränöse Pulpa D 3
eine Ampulle Nosode Kieferostitis D 4.
5. Enterokokken sind typische Darmkeime und sprechen nicht auf Baycillin an.
6. Die routinemäßige Verordnung von Antibiotika, speziell der in der Zahnheilkunde beliebten oralen Antibiotika, sollte strenger überdacht werden. Zumindest zeigt dieser Fall, daß eine gedankenlose routinemäßige Anwendung mehr Schaden als Nutzen bringt.

Fall

Patient geb. 1962, 1977 (15 Jahre alt) stärkste Herz- und Kreislaufbeschwerden. Seine Herzrhythmusstörungen waren begleitet von schwersten Angstzuständen bis zur Todesangst. Alle fachärztlichen Untersuchungen ergaben keinen pathologischen Befund.

Herduntersuchung 1977
Panorama-Aufnahme: 18, 28, 38, 48 angelegt. Keine konkreten Hinweise auf ein odontogenes Herdgeschehen.
Röntgen-Einzelaufnahmen: 11 wurzelgefüllt, 12, 21, 22 pulpennahe Füllungen. Die Vitalitätsprüfung bei 12, 21, 22 ergab keinen konkreten Hinweis auf ein pathologisches Geschehen.

EAV-Test	rechts/	links
Kontrollmeßpunkt Herz = 8c. He	88+ /	90+
Meßpunkt Herzreizleitungssystem = 7. He	86+ /	88+
2. Lymphgefäßmeßpunkt	88++/	88++
6 Kiefermeßpunkte	70/90++	/70
	72/74	/72

Erste Teilaussage: Hinweis auf ein odontogenes Herdgeschehen beiderseits im Bereich von 14 bis 24.

Ausgleich am 25. Gouv. = Meßpunkt Oberkiefer Mitte mit
fünf Ampullen Nosode Gangränöse Pulpa D 3
eine Ampulle Nosode Kieferostitis D 3
drei Ampullen Nosode wurzelbehandelter Zahn D 3
Danach Ausgleich am 2. Lymphmeßpunkt beiderseits.

Zweite Teilaussage: Der Testbefund ist typisch für ein odontogenes Herdgeschehen im Bereich von 14 bis 24. Hieran beteiligt sind intradentale Herde und toxische Eiweißzerfallsprodukte von devitalen Zähnen.
Nach Ausgleich des Meßpunktes Oberkiefer Mitte waren die Werte für:

Kontrollmeßpunkt Herz	66/68
Meßpunkt Herzreizleitungssystem	68/66

An diesen Meßpunkten wurden zusätzlich eingesetzt:
zwei Ampullen Nosode Gangränöse Pulpa D 3
zwei Ampullen Nosode wurzelbehandelter Zahn D 3
eine Ampulle Mercaptan D 5
eine Ampulle Thioäther D 5
Danach waren Kontrollmeßpunkt Herz und Meßpunkt Herzreizleitungssystem ausgeglichen.

Kontrollmeßpunkt Herz 50/50
Meßpunkt Herzreizleitungssystem 50/50.

Die weitere Differenzierung erfolgte trotz der starken Herzstörungen mittels Stromreiztest:

a) Lokalisation der Störung
b) Art der Störung
c) Stärke der HFW

Es wurden nach Stromreiz zum Ausgleich benötigt:
für 12 fünf Ampullen Nosode Gangränöse Pulpa D 3
für 11 vier Ampullen Nosode wurzelbehandelter Zahn D 3
zwei Ampullen Mercaptan D 5
eine Ampulle Thioäther D 5
für 21 vier Ampullen Nosode Gangränöse Pulpa D 3
eine Ampulle Nosode Kieferostitis D 4
für 22 fünf Ampullen Nosode Gangränöse Pulpa D 3
eine Ampulle Nosode Kieferostitis D 3

Die HFW nach Stromreiz wurde kontrolliert am:
2. Lymphgefäßmeßpunkt
8 c. He.
7. He.

Der Grad der degenerativen Veränderung der Pulpa und die Stärke der HFW bildeten die Entscheidungsgrundlage für die Herdtherapie: Chirurgische Entfernung der Zähne 12, 11, 21, 22 mit getesteter Vor- und Nachbehandlung.
Unmittelbar nachdem diese Zähne entfernt waren, sagte der Patient spontan während der Behandlung: „Jetzt schlägt mein Herz normal, dieser fürchterliche Druck ist weg“.

Die Zähne 12, 21, 22 wurden zur histologischen Untersuchung gegeben. Die Befundberichte des Pathologen bestätigten den EAV-Befund. Der Zahn 11 wurde bakteriologisch untersucht. Kulturelles Ergebnis: Vergründende Streptokokken und anaerobe Mischkultur von Fusobakterien und Veillonellen.
Die Affinität des Streptococcus viridans zum Herzen ist allgemein bekannt.
Das kulturelle Wachstum von Streptococcus viridans auf Nährböden oder in Nährlösungen erfolgt gewöhnlich sofort und in massiver Weise. Im Gegensatz dazu erfolgte das Wachstum aus den inneren Dentinschichten des Zahnes nach 10 Tagen. Dies spricht nach *Lodenkämper* eindeutig dagegen, daß die bei dieser Untersuchung festgestellten Keime aus der Mundhöhle stammen.
Bei der von *Lodenkämper* entwickelten Methode werden die an der Außenseite der Zähne haftenden Keime mit Sicherheit vernichtet und die im pulpennahen Dentin befindlichen Keime zum Wachstum angeregt.
Nachdem der 15jährige Patient wegen der therapieresistenten Herzbeschwerden neun Monate lang weder die Schule besuchen noch Sport treiben konnte, war er eine Woche nach Entfernung der Zähne in der Lage, wieder aktiven Sport zu treiben und konnte sogar das versäumte Schulpensum nachholen, ohne die Klasse zu wiederholen. Das Therapieergebnis ist von Ende 1977 bis zur Niederschrift 1984 konstant geblieben.
Die außergewöhnliche Problematik dieses Falles wurde aus folgenden Gründen dargestellt:

1. Unterschied zwischen dem zahnärztlichen Normalfall und einem regulationsgestörten Patienten.
2. Die Therapieresistenz aller bewährten klinischen und biologischen Methoden erfordert eine Herduntersuchung.
3. Zahnerhaltung: Ja!
   Zahnerhaltung um den Preis schwerer gesundheitlicher Störungen: Nein!
4. Weder die Wurzelbehandlung noch die Wurzelspitzenresektion sind geeignet als Maßnahmen in der Herd- und Regulationstherapie.
5. Wenn in außergewöhnlichen Fällen außergewöhnliche Entscheidungen getroffen werden und diese letzteren auf EAV-Testbefunden basieren, ist es ratsam, die Testergebnisse durch die Methoden der wissenschaftlichen Medizin überprüfen zu lassen wie in diesem Fall durch histologische und bakteriologische Untersuchungen. Dies ist eine forensische Absicherung und gleichzeitig ein Beitrag zur Beweiskraft des richtig durchgeführten EAV-Testes. Siehe Kapitel „Bakteriologische und histologische Befunde bei klinisch nicht erfaßbaren Zahnherden“ in diesem Buch.

C. Fremdkörper im Kieferknochen

Die meisten Fremdkörper im Kieferknochen sind durch zahnärztliche Manipulationen dort hineingelangt, absichtlich oder unabsichtlich. Nur ein geringer Prozentsatz stammt von anderen Ursachen her, z.B. von Kriegsverletzungen, Verkehrsunfällen, anderen Unfällen.
Zur Diagnostik von Fremdkörpern im Kiefer ist immer die Röntgenuntersuchung erforderlich: Panorama-Aufnahme zur Gesamtübersicht, Einzelaufnahmen zur Detaildarstellung.
Zur Feststellung der Herdfernwirkung ausgehend von Fremdkörpern und dem umgebenden Knochen ist der EAV-Test erforderlich.

U.a. können folgende Fremdkörper im Kieferknochen vorkommen:

1. *Amalgam*
Während einer Zahnentfernung kann ein Teilchen aus einer Amalgamfüllung herausbrechen und unerkannt in die Wunde gelangen.
Bei der Wurzelspitzenresektion mit retrograder Füllung wird häufig Amalgam als Füllungsmaterial verwendet. Es muß während der Operation appliziert werden. Dabei kann unabsichtlich ein Überschuß in die Wunde gelangen.
Beim Legen einer neuen Amalgamfüllung und gleichzeitigem Vorhandensein einer frischen Extraktionswunde kann ein Überschuß von Amalgam in die Wunde gelangen.

Testampullen:	ZW 21	Silberamalgam
	ZW 20	Kupferamalgam
	Sdf.	Non gamma 2 Amalgam
	HM 48	Argentum metallicum
	HM 79	Cuprum metallicum
	HM 31	Mercurius solb.
	HM 8	Stannum metallicum
	HM 35	Zincum metallicum

Strukturelle Veränderungen im umgebendem Kieferknochen werden getestet über die verschiedenen Ostitis-Nosoden – siehe Kapitel Enossale Herde.

2. *Metallstaub von Silberstiften*
Silberstifte werden zur Wurzelfüllung intra operationem bei der Wurzelspitzenresektion verwendet. Am Apex wird der darüber hinausragende Teil des Silberstiftes entfernt und die Schnittstelle geglättet. Bei unsachgemäßer Durchführung kann Silberstaub in die Wunde und damit in den Knochen oder das Periost gelangen.

Testampullen:	HM 48 Argentum metallicum
	Z 29 Nosode Periodontitis

Strukturelle Veränderungen im umgebendem Kieferknochen werden getestet über die verschiedenen Ostitis-Nosoden – siehe Kapitel Enossale Herde.

3. *Beim Einbringen der Wurzelfüllmasse in den Wurzelkanal* kann es vorkommen, daß ein kleiner Teil der Wurzelfüllmasse über den Apex hinaus in den Knochen gelangt.

Testampullen: Sdf. L-Paste
Sdf. N 2
P 12 Jodformium
HM 53 Caryophyllus

Strukturelle Veränderungen im umgebendem Kieferknochen werden getestet über die verschiedenen Ostitis-Nosoden – siehe Kapitel Enossale Herde.

4. *Fremdstoffe,* die im Zuge einer Nachbehandlung in eine Extraktions- oder Operationswunde gelangen, z.B. Gelastypt, Talkum, sogenannte Wundkegel. Es ist schon vorgekommen, daß ein Gazestreifen zur Wunddränage nicht entfernt wurde und als Fremdkörper in der Wunde liegen blieb.
Für diese Fremdstoffe gibt es keine spezifischen Testampullen. Die Anamnese und die Beschwerden der Patienten lenken die Aufmerksamkeit des Untersuchers sehr schnell in Richtung „Enossaler Herd". Es werden die verschiedenen Ostitis-Nosoden im EAV-Test eingesetzt.

5. *Fremdkörper durch Unfälle, z.B. Holz-, Metall-, Glassplitter*
Bei fast allen Fremdkörpereinschlüssen im Kieferknochen reagiert der Körper mit einer umgebenden Entzündung. Folglich werden im EAV-Test am meisten benötigt die Nosoden:
Z 38 chron. bakterielle Kieferostitis
Z 11 Kieferostitis

Bei schlechter Wundheilung entstehen Narbenzüge im Knochen.
Testampulle: Z 47 Nosode destr. Granulationsgewebe.

Fall
32jähriger Patient, diffuse Beschwerden im Gebiet 48, zeitweise starke Schmerzattacken. Anamnese: Schwierige Weisheitszahnentfernung 48 im Juli 1973, verzögerte Wundheilung.
November 1973: Die Wunde ist oberflächlich geschlossen, Röntgenbefund unauffällig.

EAV-Test:
Basisausgleich am 2. Lymphgefäßmeßpunkt mit
einer Ampulle Nosode chron. bakterielle Kieferostitis D 4
einer Ampulle Nosode destr. Granulat. Gewebe D 4

Stromreiz an der Leerstrecke 48. Kontrolle der Fernwirkung am 2. Lymphgefäßmeßpunkt. Meßwert: 80 (+)
Ausgleich mit: einer Ampulle Nosode chron. bakterielle Kieferostitis D 3
einer Ampulle Nosode destr. Granulat. Gewebe D 3
einer Ampulle A 17 Nosode Staphylococcus koag. pos. D 4

Dieser Testbefund spricht für das Vorliegen eines mittelstarken ostitischen Prozesses. Eine Indikation zur operativen Entfernung war nicht gegeben.

Es wurde folgende Therapie durchgeführt:
Nosode chron. bakterielle Kieferostitis D 3
Nosode destr. Granulat. Gewebe D 3
Nosode Staphylococcus koag. pos. D 4
Organpräparat Alveoli dent. D 10
HM 22 Phytolacca D 4
HM 151 Staphisagria D 4

Diese Medikamente wurden als Mischspritze subkutan appliziert. Nach 2 Tagen berichtete der Patient: „Es arbeitet in der Wunde, die diffusen Beschwerden konzentrieren sich". Nach der zweiten Injektion (Nosoden und homöopathische Mittel eine Potenz höher, Organpräparat Alveoli dentales D 8) öffnete sich die bis dahin oberflächlich geschlossene Wunde. Mit dem scharfen Löffel konnte eine eigenartige sulzige Masse entfernt werden, die nicht genau zu differenzieren war. Es kann sich hier um nicht resorbierte Wundkegel oder Gelastypt-Tupfer gehandelt haben. Nach der vierten Injektion war der Abstoßungsvorgang beendet, die Wunde schloß sich wieder. Die Schmerzen waren völlig verschwunden. Bei einer Nachkontrolle 2 Monate später konnten die anfänglich getesteten Ostitis-Nosoden und das Organpräparat Alveoli dentales nicht mehr untergebracht werden.

Fall
53jähriger Patient, diffuse Schmerzen im Bereich der Fossa canina links.
Röntgenuntersuchung: alle Zähne ohne pathologischen Befund.
EAV-Test: keine odontogene Beherdung.
Der Meßpunkt 25. Gouverneur = Oberkieferbereich 14 bis 24 zeigte einen etwas auffälligen Meßwert 84.
Zum Ausgleich wurde benötigt:
Eine Ampulle Nosode chron. bakterielle Kieferostitis D 5.
Dieser Testbefund war mit dem Röntgenbefund überhaupt nicht in Einklang zu bringen. Versuchweise wurde die Nosode chron. bakterielle Kieferostitis D 5 zusammen mit HM 198 Symphytum D 5 in aufsteigender Potenz (Kuf-Reihe) injiziert. Der Patient konnte sich die Injektionen selber geben. Nach der 5. Injektion erschien er spontan in der Praxis und zeigte freudestrahlend 2 kleine Splitter, die ihm aus dem Kiefer herausgekommen waren. Nun konnte er sich an eine Schlägerei vor 20 Jahren erinnern, bei der er mit dem Kopf gegen eine Holzwand geflogen war.
Fazit aus den beiden Fällen: Unter der Wirkung richtig getesteter Nosoden und Begleitmittel ist der Organismus in der Lage, Reaktionen um einen eingeschlossenen Fremdkörper vorzunehmen und bei günstigen Bedingungen auch die Abstoßung einzuleiten.

III. Narben in der Mundhöhle

Die von Narben in der Mundhöhle ausgehenden Störungen liegen häufig außerhalb des engeren zahnärztlichen Fachgebietes und zwingen die Patienten, den Arzt oder Facharzt aufzusuchen.

Beispiel
Narben nach Kieferoperation oder Kieferhöhlenoperation können Symptome im ophthalmologischen Bereich hervorrufen, die als therapieresistente Augenerkrankungen eingestuft werden.
Der Gallenblasenmeridian steuert im Sinne der Akupunktur die Funktion des Dienzephalon und des Mesenzephalon *(Voll)*. Ist der Gallenblasenmeridian durch Narben gestört, z.B. durch eine Narbe nach Wurzelspitzenresektion an einem Eckzahn, kann sich dies auf die Gehirnfunktion auswirken.
Narbenstörungen nach Wurzelspitzenresektionen an den Schneidezähnen können Fernstörungen im Urogenitalbereich verursachen oder unterhalten. Lumbalgien, Ischialgien, Zystitiden können nach Narbentherapie im Frontzahnbereich verschwinden.

Vom Standpunkte der EAV sind folgende Überlegungen anzustellen:

1. Unterbricht der Herd in der Narbe den Verlauf eines Akupunkturmeridians, dann ist das zum Akupunkturmeridian gehörige Organ funktionsgestört. Um dies genau festzustellen, bediene man sich der Akupunkturtafeln des 2. Bildbandes des Standardwerkes von *Voll* „Topographische Lage der Meßpunkte der Elektroakupunktur nach *Voll* (EAV)“, wo alle Meridianverläufe mit ihren Punkten auf anatomischen Tafeln genau entsprechend ihrer Lage eingezeichnet sind. Es können mehrere Herde in einer sehr großen Operationsnarbe vorhanden sein, die 2 oder 3 Meridiane teilweise oder ganz unterbrechen.
2. Liegt die Operationsnarbe parallel zwischen 2 Meridianen, so kann ein Herd in der Narbe entweder den einen oder den anderen oder gar beide Meridiane irritieren, da zwischen den Meridianen genügend energetische Querverbindungen zur energetischen Versorgung des umliegenden Gewebes verlaufen, die durch einen Herd unterbrochen sein können. Diese Unterbrechung kann sich auf die zugehörigen Organe auswirken.
   Wenn eine Operationsnarbe in der gesamten Länge den Wert von 90 und mehr zeigt, dann ist die Narbe hochrot entzündet, und eine solche Narbe kann auch die Akupunkturmeridiane stören und somit zu Funktionsstörungen führen. Dann zeigt die Narbe im EAV-Test die Meßwerte für ein Störfeld.
   Die folgende Übersicht soll dazu dienen, Diagnostik und Therapie von Störungen durch Narben in der Mundhöhle zu erleichtern.

1. Narben im Periost-Gingivabereich:
   nach Apektomie
   nach Kieferhöhlenoperation

nach Kieferkammplastik
nach Mundvorhofplastik
2. Narben im Knochengewebe
3. Narben in der Mundschleimhaut
4. Narben in der Pulpa

Zu 1: *Narben im Periost-Gingivabereich*
Die häufigsten Narben sind zu beobachten nach Apektomie (Wurzelspitzenresektion) und Kieferhöhlenoperation. Narben nach Wurzelspitzenresektion gehen häufig über den Bereich des Meridians hinaus, dem das Odonton zugeordnet ist. So kann die Wurzelspitzenresektion an einem Eckzahn eine Narbe hinterlassen, die nach mesial zum zweiten Schneidezahn und nach distal zum ersten Prämolaren reicht.
Zu den Narben nach Kieferhöhlenoperation ist zu bemerken, daß es zwei Arten von Kieferhöhlenoperation gibt:

a) Bei der Kieferhöhlenoperation nach *Caldwell-Luc* wird ein Schleimhautschnitt parallel der Zahnreihe im Bereich des Processus alveolaris in einigem Abstand von der Grenze der festen zur beweglichen Gingiva durchgeführt. Der Schnitt beginnt 1,5 cm vom Frenulum der Oberlippe und wird zur Crista zygomatica durchgeführt. Letztere liegt ungefähr in Höhe der Mitte des Zahnes 6 oben.

b) Bei der Kieferhöhlenoperation nach *Denker* liegt der Schleimhautschnitt an derselben Stelle, ist aber länger und beginnt in der Nähe des Frenulums der Oberlippe.
Die Operationsnarben sind meist nicht in der Gesamtheit gestört, sondern es sind bestimmte Stellen der Operationsnarben, von denen eine Herdfernwirkung ausgeht. Der Herd in der Narbe hemmt die dort verlaufenden Seitenäste der Energieleitwege im Durchfluß der Energie.
Operationsnarben über dem Alveolarkamm haben keine Herdwirkung, denn die Energiebahnen kommen von der bukkalen und lingualen bzw. palatinalen Seite des Kiefers.
Die Kieferkammplastik und die Mundvorhofplastik sind kieferchirurgische Eingriffe, die zur Verbesserung des Prothesenlagers bei ungünstigen Kieferverhältnissen durchgeführt werden.
Die Narbenstörungen nach Kieferkamm- und Mundvorhofplastik haben energetisch eine breitgestreute Wirkung, da sie sich über mehrere Meridiane und Sekundärgefäße erstrecken.

Zu 2: *Narben im Knochengewebe*
Diese können auftreten nach schwieriger Zahnentfernung und Kieferoperation. Hinweis hierauf erhält man durch gezieltes Fragen. Die Patienten berichten dann von schwieriger Zahnentfernung, häufig mit Fraktur einer oder mehrerer Wurzeln, verzögerter Wundheilung, lange anhaltenden Schmerzen.
Ursachen hierfür können sein:

Wenig schonendes Vorgehen bei dem kieferchirurgischen Eingriff.
Mangelnde Abwehrlage.
Fernstörungen von Organen auf das Operationsgebiet im Sinne der energetischen Wechselbeziehungen.

Am häufigsten treten Narben im Knochengewebe auf nach schwieriger Weisheitszahnentfernung, Entfernung verlagerter Zähne und tieffrakturierter Molaren.

Zu 3: *Narben in der Mundschleimhaut*
Diese können auftreten nach Unfällen, Verletzungen, umfangreichen Operationen im Kiefer-Gesichts-Bereich.

Zu 4: *Narben in der Pulpa*
Diese können auftreten nach Ausheilung einer chronischen Pulpitis. Siehe Kapitel „Intradentale Herde".

Aus der Neuraltherapie ist die Wirkung von Narben bekannt, negativ im Sinne einer Regulationsblockade, positiv als Sekundenphänomen nach neuraltherapeutischer Injektion. Die Behandlung nach den Regeln der Neuraltherapie kann zu guten Erfolgen führen. Grenzen bei dieser bewährten Methode können durch folgende Umstände gegeben sein:

1. Unverträglichkeit des Neuraltherapeutikums
2. Die Narbe in der Mundhöhle ist zu schmerzhaft. Jede noch so geringe Berührung löst zusätzliche Schmerzattacken aus. Dies gilt besonders für Patienten mit Neuralgien.
3. Wenn die Narbe im Bereich des Periostes und der unbeweglichen Gingiva liegt, ist sehr wenig Raum zum Absetzen der Injektionsflüssigkeit vorhanden. Durch die Verhärtung des Narbengewebes wird der Raum noch enger. Erst im Verlauf einer narbenlösenden Behandlung mittels EAV-Therapie wird das vorher verhärtete und feste Narbengewebe weicher und damit aufnahmefähiger für die neuraltherapeutische Injektion.
4. Es gibt Patienten, bei denen mittels Neuraltherapie und den handelsüblichen Neuraltherapeutika ein Teilerfolg erzielt wurde, dann aber ein weiteres Ansprechen hierauf nicht mehr stattfindet, obwohl noch eine Störung durch Narben in der Mundhöhle mittels EAV-Test nachgewiesen werden kann.

EAV-Diagnostik von Narben in der Mundhöhle

Folgende Fragen sind zu beantworten:
1. Geht von einer Narbe in der Mundhöhle eine Fernstörung aus? Steht die Narbe mit den geklagten Beschwerden im Zusammenhang?
2. Sind Narben mit anderen Kopfherden vergesellschaftet?
3. Kann man die Narbenstörung mit einem Neuratherapeutikum beeinflussen? Wenn ja, mit welchem? Werden die handelsüblichen Neuraltherapeutika

vertragen oder ist mit einer allergischen Reaktion auf das Pharmakon zu rechnen?

4. Wenn der einfachere und schnellere Weg über die Anwendung der sonst bewährten Neuraltherapeutika nicht gangbar ist oder nicht zum gewünschten Erfolg führt: welche narbenlösenden Medikamente sind im Einzelfall anzuwenden?
5. Welche zusätzlichen Störungen im Narbenbereich liegen vor?

Zu 1: *Diagnostik der Fernstörungen von Narben in der Mundhöhe*
Vorgehen beim EAV-Test

a) Messung der Meßpunkte 1., 1a., 2. und 3. Lymphgefäß und des partiellen SMP für den betreffenden Kieferbereich.
b) Messung der für den Fall relevanten Meßpunkte, z.B. 3. und 4. Meßpunkt Nervendegenerationsgefäß bei Kausalgie, Neuralgie im Kopfbereich.
KMP He., Meßpunkt Herzreizleitungssystem bei Herzrhythmusstörungen (Narben im Bereich der 8. Odontone!).
2a. Lymphgefäßmeßpunkt, 21. Drei E, 1. Gbl. bei Sehstörungen oder Augenbeschwerden. Diese werden häufig beobachtet nach Kieferhöhlenoperation.
Kontrollmeßpunkte und Organmeßpunkte an Händen und Füßen, um zu klären, ob eine Narbe eine energetische Fernwirkung auf ein Organ ausübt.
c) Grundausgleich mit einem der narbenlösenden Medikamente (siehe Liste am Ende dieses Kapitels).
Am häufigsten werden eingesetzt:

S	8	Hyaluronidase
HM	310	Calcium silicium
Z	47	Nosode destruierendes Granulationsgewebe. Der Ausgleich mit dieser Nosode gibt einen Hinweis auf Narben im Knochengewebe.

Werden schon beim Grundausgleich durch diese Medikamente die partiellen Summations-Meßpunkte für die betreffenden Kieferstrecken und der 2. Lymphgefäßmeßpunkt ausgeglichen, liegt eine Narbenstörung vor. Sind als Folge dieses Ausgleichs die für den Fall relevanten Meßpunkte in der Peripherie um mindestens 20 Skalenteile in ihrem Meßwert verbessert, liegt eine Fernstörung vor.
Eine weitere Differenzierung wird erforderlich, wenn mehrere Narben auf einer Seite vorhanden sind oder wenn innerhalb einer Narbe der störende Herd bestimmt werden soll. Die Differenzierung oder selektive Aktivierung eines Herdes in der Narbe erfolgt über den Stromreiztest.

Die technische Durchführung kann geschehen:
Inaktive Elektrode in der Hand.
Zahnelektrode auf dem Testgriffel.
Mehrere kurze Stromstöße direkt an die Narbe, etwa alle 3 mm ein Stromstoß.
Oder
Eine Zahnelektrode auf der inaktiven Elektrode, eine Zahnelektrode auf dem Testgriffel. Die Zahnelektroden werden an den Enden der Narbe angelegt und ein kurzer Stromstoß gegeben.

Nach Stromreiz Messung des 2. Lymphgefäßmeßpunktes und der für den Fall relevanten Meßpunkte. Erneuter Zeigerhochstand, z.T. mit Zeigerabfall weist auf eine Fernstörung hin. Der Ausgleich mit Hyaluronidase, Nosode destruierendes Granulationsgewebe, Calcium silicium oder eines der anderen Narbenmittel (siehe Liste) ist die testmäßige Verifizierung der Fernstörung durch die Narbe und gibt die Lokalisation an.

Zu 2: *Vergesellschaftung von Narben mit anderen Kopfherden*
Bei mehrfachem, überlagertem Kopfherdgeschehen gelingt der Grundausgleich mit den oben genannten Medikamenten für die Narbentestung nicht oder nur teilweise. In diesen Fällen wird im EAV-Test folgendermaßen vorgegangen:
Grundausgleich an den Lympgefäßmeßpunkten 1., 1a., 2. und 3. mit den Testampullen für

odontogene Herde und Störfaktoren
sinusidale Herde
tonsillogene Herde
otogene Herde

Messung der für den Fall relevanten Meßpunkte und Feststellung einer Wertdifferenz gegenüber der Erstmessung.
Gelingt nach Stromreiz der Ausgleich mit den Narbenmitteln nicht, so müssen odontogene Herdnosoden eingesetzt werden. Dies gilt vor allem für resezierte Zähne. Siehe Kapitel „Enossale Herde", „Intradentale Herde", „Wurzelfüllmaterialien und toxische Eiweißzerfallsprodukte".
Gelingt der Ausgleich mit den Nosoden für odontogene Herde und Störfaktoren ebenfalls nicht, liegt eine besondere Situation vor. Siehe unter 4 „Zusätzliche Störungen im Narbenbereich".
Die EAV-Diagnostik von Narbenstörungen ohne den Einsatz von Testampullen wird von *Voll* wie folgt angegeben: „Nach der Auswertung der Meßpunkte der Elektroakupunktur muß eine Narbe, wenn dieselbe ein Störfeld sein soll, die Meßwerte von 90 und mehr haben, wenn man mit dem Punktgriffel über die angefeuchtete ganze Narbe herüberstreicht. Es ist aber meist so, daß man beim Abfahren der Narbe Werte von 60 bis 80 erhält und erst die Werte über 80, also von 82 bis 88, an der beherdeten Stelle. So findet man in der Narbe oft 2 bis 3, gelegentlich in großen Narben 4 und noch mehr Herde, die voneinander getrennt sind. Wenn die Meßwerte dann über 80 sind, so sind dies Herde in der Narbe, die angespritzt werden müssen. Ein Zeigerabfall in der Narbe tritt nicht auf, weil kein spezifisches Gewebe in der Narbe zugrunde geht".

Kurzgefaßt läßt sich feststellen:
Das Narbenstörfeld macht im EAV-Test Werte von 90 und mehr.
Der Narbenstörherd macht im EAV-Test Werte von 82 bis 88.

Zu 3: *Einsatz von handelsüblichen Neuraltherapeutika zur Narbenentstörung*
a) Die handelsüblichen Neuraltherapeutika können in Ampullenform eingesetzt werden beim Grundausgleich und beim Ausgleich nach Stromreiz. Findet ein

Ausgleich statt, können sie zur Narbentherapie verwendet werden. Findet kein Ausgleich oder nur ein Teilausgleich statt, ist es ratsam, nach einem Narbenmittel zu suchen, das beim Ausgleich das typische Einschwingphänomen bringt.

b) Manche Patienten zeigen eine Allergie gegenüber einem handelsüblichen Neuraltherapeutikum. Die Überprüfung vor Anwendung erfolgt an den Punkten 1., 2. und 3. Allergiegefäß. Treten hier nach Einsetzen einer Ampulle eines Neuraltherapeutikums in die Wabe die Zeigerkriterien Zeigerschnellen, Zeigerhochstand, Zeigerabfall auf, die vorher nicht vorhanden waren, muß mit einer Unverträglichkeitsreaktion gerechnet werden. In diesen Fällen ist es ratsam, nach einem geeigneten narbenlösenden Mittel zu suchen.

Zu 4: *Keine Wirkung von handelsüblichen Neuraltherapeutika*
Es gibt Patienten, bei denen nach neuraltherapeutischer Behandlung von Narben in der Mundhöhle kein zufriedenstellender Erfolg zu verzeichnen ist. Diese häufiger zu beobachtende Tatsache spricht weder gegen die Neuraltherapeutika noch gegen die Methode.

In diesen sehr hartnäckigen Fällen führt der Weg über individuell getestete narbenlösende Mittel zum Ziel, sofern vorher mittels EAV-Test eine Fernstörung durch Narben in der Mundhöhle verifiziert wurde.
EAV-Diagnostik: Es ist kein Grundausgleich zu erzielen mit einem Neuraltherapeutikum. Der Grundausgleich gelingt nur mit homöopathischen oder isopathischen narbenlösenden Mitteln. Therapie siehe Seite 103.

Zu 5: *Zusätzliche Störungen im Narbenbereich*

a) Virale Infektionen im Narbengebiet
Eine virale Besiedelung der Gingiva kann bei intakter Regulationsfähigkeit schnell beherrscht werden. Demgegenüber ist das Narbengewebe weniger abwehrfähig, es kommt zur Infektion. Häufig damit verbunden ist ein Rezidiv von neuralgieformen Beschwerden, die nach Narbentherapie schon einmal verschwunden waren. Diagnostik im EAV-Test: Nach Stromreiz an der Narbe werden zum Ausgleich benötigt die Virus-Nosoden und Grippe-Nosoden. Eine Auflistung dieser Nosoden ist im Kapitel „Virale Infekte", Seite 113 angegeben.

b) Narben nach Kieferhöhlenoperation
Nach Aktivierung einer Narbe nach Kieferhöhlenoperation durch Stromreiz kann auch ein latentes Herdgeschehen in der Kieferhöhle aktiviert werden. In diesen Fällen werden zum Ausgleich benötigt:
H 5 Nosode Sinusitis maxillaris
H 1 Nosode Kieferhöhlenpolyp
H 14 Nosode Kieferhöhlenzyste
Virus-Nosoden
Grippe-Nosoden

c) Fernstörungen von Organen auf Odontone und damit auch auf Narben im Kiefergebiet im Sinne der energetischen Wechselbeziehungen sind keine

Seltenheit. Der EAV-Test führt hier zu einer fachüberschreitenden Diagnostik. Die Therapie sollte in diesen Fällen zwischen Arzt und Zahnarzt abgestimmt werden.

Therapie von Fernstörungen durch Narben in der Mundhöhle

1. Anwendung der handelsüblichen Neuraltherapeutika nach den Regeln der Neuraltherapie. Diese Mittel werden vor Anwendung nicht getestet. U.a. haben sich folgende Neuraltherapeutika bewährt:

   Impletol
   Formicain
   BN 53
   Formisoton D 3 und/oder D 6
   Xyloneural
   Pasconeural
   Meaverin 3% ohne gefäßverengenden Zusatz
   Meaverin 1% ohne gefäßverengenden Zusatz

Bemerkung: Meaverin 3% ist in der Zahnheilkunde gebräuchlich. Es darf nur in geringen Mengen gegeben werden.
Meaverin 1% ist geeignet, wenn im gesamten Körpergebiet neuraltherapeutische Maßnahmen durchgeführt werden sollen, die eine große Menge des Injektionsmittels erfordern.
Bezüglich der Verträglichkeit und unerwünschter Nebenwirkungen von Neuraltherapeutika, besonders von Impletol, siehe Seite 102.

2. EAV-Test eines Neuraltherapeutikums
   a) bezüglich der Narbenwirksamkeit
   b) bezüglich der Verträglichkeit

Das im EAV-Test als optimal ermittelte Neuraltherapeutikum wird zur Umspritzung und Unterspritzung der Narbe verwendet.

3. Therapie mit narbenlösenden homöopathischen oder isopathischen Medikamenten.
   Diese Therapie wird mittels EAV-Test in Art, Potenz und Menge der Mittel bestimmt.

Nach dem Grundausgleich wird der Stromreiztest an der Narbe durchgeführt wie oben bei der Diagnostik beschrieben. Das zum Ausgleich benötigte narbenlösende Mittel (in Ampullenform) bleibt in der Wabe. Danach wird der Stromreiztest wiederholt. Zum Ausgleich wird ein anderes narbenlösendes Mittel benötigt. Dieses bleibt ebenfalls in der Wabe. Nach 3- oder 4maliger Wiederholung dieses Vorgehens findet nach weiterem Stromreiz kein oder kein nennenswerter Zeigeranstieg mehr statt. Man hat dann mit 3 bis 4 narbenlösenden Mitteln das Optimum an Therapie erreicht. Die getesteten Mittel werden als Mischinjektion an einer beliebigen Stelle des Körpers subkutan injiziert. Es ist nicht erforderlich, eine Um- oder Unterspritzung der Narbe durchzuführen.

Vorteile dieses Vorgehens:

a) Man hat ein Optimum an Therapie, über deren Wirksamkeit man sich auch noch vor Applikation der Medikamente überzeugen kann.
b) Die häufig sehr schmerzhafte Unter- oder Umspritzung der Narbe bleibt dem Patienten erspart, der nach entsprechenden früheren Erfahrungen dafür sehr dankbar ist.
c) Das durch mehrere chirurgische Manipulationen vorgeschädigte Narbengebiet braucht durch weitere mechanische Insulte (Um- und Unterspritzung) nicht noch einmal geschädigt zu werden.

Während eines langjährigen Zeitraumes konnte der Autor beobachten, daß bei dem oben beschriebenen Vorgehen schon nach zwei oder drei subkutanen Injektionen von getesteten Narbenmitteln folgende Veränderungen an den Narben eintraten:

a) Bessere Durchblutung
b) Auflösung der Verhärtung
c) Verschwinden der Zerklüftung des umliegenden Gewebes
d) Verschwinden der Berührungsempfindlichkeit
e) Von Narben ausgehende Störungen verschwinden. Besonders deutlich zeigt sich dies bei Neuralgien

Dieses Verfahren muß angewendet werden bei schwierigen und gegenüber der Neuraltherapie resistenten Fällen.

4. *Erweiterte Narbentherapie*

Zusätzlich zu den mittels EAV-Test gefundenen narbenlösenden Medikamenten werden folgende Medikamente getestet:

Grippe-Nosoden
Virus-Nosoden
Nosoden zur Behandlung der Kieferhöhle:
Sinusitis maxillaris, Kieferhöhlenpolyp,
Kieferhöhlenzyste.
Homoöpathische Begleittherapie zu den Nosoden.

Diese Therapie wird durchgeführt, wenn die im Abschnitt Diagnostik, Absatz 5, genannten Bedingungen zutreffen und im EAV-Test diagnostiziert werden.
In sehr komplizierten Fällen kann es erforderlich werden, energetische Fernstörungen von Organen auf Odontone zu therapieren. Hierbei ist eine Abstimmung zwischen Arzt und Zahnarzt erforderlich.

Allgemeine Hinweise zur Narbentherapie

Die mittels EAV-Test gefundenen Medikamente werden als Mischinjektion 1mal wöchentlich injiziert in aufsteigender Potenz entsprechend der Zusammenstellung der Kuf-Reihe.

Bei sehr starken und hartnäckigen Narbenstörungen wird empfohlen, die getesteten Medikamente fünfmal in derselben Potenz als Mischspritze zu injizieren, eine Injektion pro Woche. Etwa zwei Wochen nach der 5. Injektion wird ein erneuter EAV-Test durchgeführt. Die dann ermittelten Medikamente werden im Sinne der Kuf-Reihe gegeben.
Ein Narbengewebe ist schlecht durchblutet und schlecht durchlympht. Damit ist die Regulationsfähigkeit im Narbengewebe eingeschränkt, der Energiefluß gestört, es ist störanfällig besonders gegenüber viralen Infektionen. Wird im EAV-Test eine starke Bockade des Mesenchyms bzw. des Vegetativen Grundsystems festgestellt, gelingt die Narbenbehandlung nicht. In diesen Fällen wird zuerst eine Mesenchymreaktivierungsbehandlung nach den Regeln der EAV durchgeführt. Erst im 2. oder 3. Therapiegang kann dann die Narbenbehandlung einsetzen.

Medikamente zur Narbentherapie

Die Buchstaben und Zahlen vor den Medikamenten bezeichnen Gruppe und Nummer aus dem Lieferprogramm der Firma Staufen-Pharma:

1. Homöopathische Medikamente:

HM 18 Abrotanum
HM 154 Acidum fluoricum
HM 87 Acidum nitricum
HM 227 Acidum sulfuricum
HM 90 Antimonium crudum
HM 16 Argentum nitricum
HM 49 Arsenicum album
HM 94 Bryonia
HM 162 Calcium fluoratum
HM 9 Calcium phosphoricum
HM 310 Calcium silicium
HM 163 Calcium sulfuricum
HM 12 Causticum
HM 61 Graphites
HM 2 Hepar sulf.
HM 62 Hypericum
HM 257 Ledum
HM 65 Lycopodium
HM 242 Mezereum
HM 22 Phytolacca
HM 221 Ruta
HM 116 Sanguinaria
HM 4 Silicea
HM 1 Sulfur
HM 198 Symphytum
HM 8 Stannum met.
HM 19 Thuja

2. Isopathische Medikamente:
   S 8 Hyaluronidase
   P 33 Thiosinamin
   Z 47 Nosode destruierendes Granulationsgewebe

3. Virus-Nosoden, Grippe-Nosoden siehe Liste im Kapitel „Virale Infekte", Seite 113.

4. Nosoden in Sonderfällen:

A	4	Nosode Staphylococcinum
A	5	Nosode Streptococcinum
A	24	Nosode Erysipel
DA	1	Nosode Herpes zoster
DA	32	Nosode Herpes simplex
DA	4	Nosode Tetanus
E	3	Nosode Tuberculinum
F	1	Nosode Diphtherinum

5. Organpräparate der Firma Wala:
   Bindegewebe
   Cutis feti
   Gingiva
   Periosteum

Fall

Patientin geboren 1951, bei einer Routineuntersuchung des Gebisses 1974 wurde röntgenologisch eine apikale Ostitis 22 diagnostiziert.

Therapie

Wurzelspitzenresektion 22 durch einen Kieferchirurgen. Danach: Kontinuierliche Schmerzen.
Extraktion 22 wegen Therapieresistenz der Schmerzen. Danach: Die Intensität der Schmerzen nahm zu, die Schmerzen waren noch auf den Kieferbereich begrenzt.
Wegen der Therapieresistenz der Schmerzen wurden 21 und 23 reseziert. Folge: Die Schmerzen strahlten ab jetzt über den gesamten linken Oberkiefer aus bis zur Stirn und um das linke Auge herum. Geringe Schwellung im Bereich der Fossa canina links.
Wegen der anhaltenden Schmerzen wurden 21 und 23 noch zweimal nachreseziert, ohne daß die Schmerzen im geringsten beeinflußt wurden. Die Schmerzen kamen anfallsweise.
1976 Herduntersuchung, EAV-Test.
Der Röntgenbefund (Einzelaufnahmen) gab keinen konkreten Hinweis zur Erklärung der Schmerzen. Befund im Mundvorhof: äußerst berührungsempfindliche „Narbenlandschaft". Im Bereiche von 11 bis 24 stark zerklüftetes, hartes Gewebe, zum Teil hochrot. Die Grenze zwischen beweglicher und unbeweglicher Schleimhaut verlief nicht mehr regelrecht.

EAV-Befund: mehrfaches überlagertes Kopfherdgeschehen
a) sinusidales Störfeld (Kieferhöhle, Stirnhöhle, Siebbeinzellen)
b) Narbenstörung im Bereiche 11 bis 24
c) toxische Eiweißzerfallsprodukte ausgehend von 11 und 23

Therapie
1. Phase: Mesenchymreaktivierungsbehandlung von Kieferhöhle, Stirnhöhle, Siebbeinzellen beiderseits.
Ein auffälliger Einfluß auf die Schmerzen trat danach nicht ein, was aufgrund der Vorgeschichte und des EAV-Testbefundes zu erwarten war. Die Patientin wurde informiert, daß in der ersten Therapiephase der Boden für die spezielle Narbentherapie vorbereitet werden müsse.

2. Phase: Spezielle Narbentherapie.
Nach dem Grundausgleich wurde der Stromreiztest im Bereiche der Narben 11 bis 24 mehrfach durchgeführt. Nach jedem Stromreiz erneuter Ausgleich mit narbenlösenden Medikamenten.

Es wurden benötigt:
Hyaluronidase D 5
Calcium fluoratum D 10
Abrotanum D 5
Antimonium crudum D 6

Nach subkutaner Injektion der getesteten Mittel trat sofort ein Nachlassen der Schmerzen ein. Die Patientin war dankbar, daß nicht an den äußerst schmerzhaften und berührungsempfindlichen Narben gespritzt wurde. Nach der 7. Injektion waren die Schmerzen völlig abgeklungen. Die Kuf-Reihen wurden bis zur höchsten Potenz gegeben.
Seit dem 11. 10. 1976 bestand völlige Schmerzfreiheit. Dieser Zustand hielt an bis April 1980. Dann traten wieder die Schmerzen auf, jedoch nicht in der Stärke wie 1976.

3. Phase:
EAV-Test im April 1980.
Ergebnis: Keine Störung durch Narben.
Virusbelastung: Nosode Sdf. Grippe 78 und Sdf. Grippe 79.
Herdfernwirkung ausgehend von 21 und 23, neurotoxische Wirkung der Eiweißzerfallsprodukte.
Die Therapie der erneuten Virusbelastung brachte subjektiv eine 50%ige Besserung. Zur Entfernung der Zähne 21 und 23 gab die Patientin noch nicht ihr Einverständnis.

4. Phase:
EAV-Test im Oktober 1980.
Ergebnis: Keine virale Belastung
Keine Störung durch Narben

Zum Ausgleich der neurotoxischen Wirkung der Eiweißzerfallsprodukte wurden benötigt:

für 21: vier Ampullen Nosode wurzelbehandelter Zahn
zwei Ampullen Mercaptan D 5

für 23: vier Ampullen Nosode wurzelbehandelter Zahn
zwei Ampullen Mercaptan D 5
eine Ampulle Thioäther D 5

Nach Entfernung der resezierten Zähne 21 und 23 und Nachbehandlung mittels getesteter Medikamente trat sofortige Schmerzfreiheit ein, die bis zur Niederschrift dieses Berichtes Anfang 1984 angehalten hat.

Fall

Patientin geboren 1952

1970 Bei einem Unfall wurde 11 disloziert, die Gefäßversorgung der Pulpa riß ab. 11 wurde reseziert. Seit diesem Zeitpunkt neuralgiforme Beschwerden ausgehend von 11.

1971 Extraktion 11 wegen der kontinuierlichen Schmerzen. Brücke 12 bis 21. Danach verstärkten sich die Schmerzen. Neuraltherapie mit Impletol ohne Erfolg, der Schmerzbereich war nicht mehr auf 11 begrenzt, sondern zog bis in die Prämolarengegend des rechten Oberkiefers. Die Schmerzen traten in Intervallen auf.

1975 Wegen der anhaltenden Schmerzen wurden 14 und 12 reseziert. Massive Schmerzen post op. 3 Wochen lang.

1975–
1977 In unregelmäßigen Abständen neuralgiforme Beschwerden wechselnder Stärke im rechten Oberkiefer mit Ausstrahlung zum Auge und zur Stirn.

1977 ab Juni Steigerung der Schmerzen, jetzt kontinuierlich, Ausstrahlung bis zur rechten Schulter vorne, Ellenbogen, Hand, Auge und Stirn rechts. 4 Tegretal täglich. Mehrere Versuche mit Neuraltherapie brachten keinen Erfolg. Die Patientin war jetzt arbeitsunfähig.

November
1977 EAV-Test:
2 Schwerpunkte:
Übergeordnete Belastung durch Amalgam.
Herdfernwirkung ausgehend von den Resektionsnarben 14, 12, 11.
Die resezierten Zähne 14 und 12 wirkten nicht als Herde.

Therapie

1. Phase: Entfernung aller Amalgamfüllungen und Amalgam-Enttoxinisierung mittels getesteter Medikamente. Danach trat eine erhebliche Verbesserung des Allgemeinbefindens ein. Keine Auswirkung auf die neuralgiformen Beschwerden, die jetzt aber besser zu ertragen waren.

2. Phase: Therapie der Narbenstörungen.
Im EAV-Test sprach keines der üblichen Neuraltherapeutika an.

Es wurden als narbenwirksam getestet:

Hyaluronidase D 5
Graphites D 8
Antimonium crudum D 8
Abrotanum D 8
Stannum met. D 10
Nosode destruierendes Granulationsgewebe D 8
Organpräparat Periosteum D 4

Diese Mittel wurden als Mischspritze subkutan injiziert, da die drei Narben äußerst schmerzempfindlich waren. Diese Mittel wurden 5mal in derselben Potenz gegeben in wöchentlichem Abstand. Nach der 3. Injektion waren die Schmerzen soweit abgeklungen, daß die Patientin auf Tegretal verzichten konnte. Nach der 5. Injektion waren die Verhärtung und Zerklüftung im Narbengebiet gewichen, statt des Dauerschmerzes kamen in unregelmäßigen Abständen nur noch leise Schmerzattacken auf.

3. Phase: Im April 1978
wurde ein erneuter Narbentest durchgeführt. Es wurden jetzt benötigt:

Hyaluronidase D 10
Antimonium crudum D 15
Abrotanum D 15
Stannum met. D 30

Diese Mittel wurden in aufsteigender Potenz im Sinne der Kuf-Reihe injiziert. Nach der ersten Injektion (subkutan) trat völlige Schmerzfreiheit ein. Die weiteren Injektionen dienten zur Stabilisierung des Therapieerfolges, der bis zur Niederschrift (Anfang 1984) angehalten hat.

Voll berichtet über folgenden Fall:
„Bei einem Einführungskurs in Stuttgart machte ich eine Herdtestung bei einer Studentin der Zahnmedizin. Diese klagte über eine rechtsseitige partielle therapieresistente Retinitis. Ich stellte bei der Studentin zwei Herde fest, einen in der rechten Tonsille und einen im rechten vorderen Oberkiefer. Der Meßpunkt Netzhaut hatte einen Wert von 88 mit Zeigerabfall.
Nach Abbau des Meßpunktes Gaumentonsille auf 50 war der Meßwert für Retina nur um 10 gesunken, also nur geringe Netzhautbeeinflussung von der Tonsille.
Nach Abbau des oberen mittleren Kiefermeßpunktes auf 50 stellte sich der Wert der Netzhaut auf 50 ein. Da bei der Retinitis fast immer der obere Dreier beherdet ist, habe ich mir denselben angesehen, es war ein einwandfreier, noch nicht zahnärztlich behandelter Dreier ohne Karies oder sonst einen Defekt. Auch das Zahnfleisch war in Ordnung. Auf meine Frage, ob die Kieferhöhle schon erkrankt war, erfuhr ich von der Kieferhöhlenoperation. Das Abfahren der Narbe zeigt dann einen typischen Narbenherdwert. Nach Injektion von Impletol in den Herd der Narbe ist der Meßwert Retina am rechten Auge auf 50 zurückgegangen. Ein Zeichen dafür, daß die Gaumentonsille kein primärer Herd war, sondern nur ein sekundärer, denn sonst hätte noch ein erhöhter Meßwert an dem Meßpunkt Retina zurückbleiben müssen."

IV. Implantate

Implantate werden in der Zahnheilkunde verwendet, um bei einem zahnlosen Kiefer oder teilbezahnten Kiefer die Voraussetzung für einen festsitzenden Zahnersatz zu schaffen. Enossale Implantate werden in den Kieferknochen eingebracht. Subperiostale Implantate liegen zwischen Kieferknochen und Periost.
Die zahnärztlichen Probleme und Fragestellungen, die mit Implantaten verbunden sind, werden hier nicht erörtert. Es wird auf die entsprechende Fachliteratur verwiesen. Im Rahmen einer Kopfherddiagnostik sind die Implantate unter folgenden bioenergetischen Aspekten zu betrachten:

1. Übergeordnete Belastung durch den Werkstoff, aus dem das Implantat hergestellt ist.
2. Strukturelle Veränderungen in dem das Implantat umgebenden Knochen.
3. Energetische Störung auf den Meridianen, denen die mit dem Implantat versehenen Odontone im Sinne der energetischen Wechselbeziehungen zugeordnet sind.
4. Eventuelle Störung durch die auf dem Implantat sitzende prothetische Oberkonstruktion.

Zu 1. *Übergeordnete Belastung durch den Werkstoff*
Es gibt verschiedene Materialien, aus denen Implantate für zahnärztliche prothetische Behandlungen hergestellt werden. Zur Überprüfung einer vermuteten Werkstoffbelastung mittels EAV-Test stehen für folgende Materialien folgende Testampullen zur Verfügung:

Implantatmaterial:	**Testpräparat**
Tantal	Tantalum metallicum
Titan	Titanium metallicum
Edelstahl	ZW 22 Chrom-Kobalt-Molybdän-Legierung
Goldlegierungen	ZW 19 Zahngold
	HM 50 Aurum metallicum
	HM 48 Argentum metallicum
	HM 115 Palladium metallicum
	HM 69 Platinum metallicum
Aluminiumoxyd	HM 89 Alumina
TCP = Tricalciumphosphat	Sdf. tri-Calciumphosphat
Aluminium-Oxid-Keramik	Sdf. Zahnimplantat

Mit Hilfe der genannten Testpräparate kann das Reaktionsverhalten des Organismus auf bereits eingebrachte Implantate im EAV-Test ermittelt werden.

Die Testampullen Tantalum metallicum, Titanium metallicum, Sdf. tri-Calciumphosphat und Sdf. Zahnimplantat stehen in Einzelpotenzen zur Verfügung. Die Testampullen mit den Gruppenbezeichnungen ZW und HM stehen als Kuf-Reihen zur Verfügung. Wenn von Implantatmaterialien eine Irritation ausgeht, handelt es sich um eine übergeordnete Belastung, also um eine energetische Fehlsteuerung mehrerer Energieleitbahnen. Die Auswahl der Meßpunkte, an denen die Testampullen eingesetzt werden, geschieht in Relevanz zu den vorliegenden Symptomen des zu testenden Patienten.

Zu 2. *Strukturelle Veränderungen in dem das Implantat umgebenden Kieferknochen*
Die Veränderungen können getestet werden über die Nosoden für enossale Herde (siehe Kapitel „Enossale Herde").
Für entzündliche Veränderungen werden am häufigsten benötigt
die Nosoden Z 11 Kieferostitis
Z 38 chron. bakterielle Kieferostitis.

Bindegewebige Narbenzüge um das Implantat herum können verifiziert werden über die Nosode Z 47 destruierendes Granulationsgewebe. Das Vorgehen beim EAV-Test – Basisausgleich, Stromreiz, Feststellung der Herdfernwirkung – ist beschrieben im Kapitel „Enossale Herde".

Zu 3. *Energetische Störung auf den Meridianen, denen die mit dem Implantat versehenen Odontone zugeordnet sind*
Hier ist zu berücksichtigen, daß die Implantate verschiedene Größen haben. Bei entsprechender Plazierung können von großen Implantaten bzw. von dem sie umgebenden Gewebe auch 2 Meridianpaare irritiert werden im Sinne der energetischen Wechselbeziehungen. Die Irritation durch den Werkstoff selbst stellt eine übergeordnete Belastung mit Fernwirkung auf viele Meridianpaare dar, siehe oben.

Zu 4. *Eventuelle Störung durch die auf dem Implantat sitzende Oberkonstruktion*
Hier handelt es sich primär nicht um eine Störung durch das Implantat, sondern um eine übergeordnete Belastung durch eine unverträgliche Dentallegierung (siehe Kapitel „Übergeordnete Belastung durch Dentallegierungen"). Im EAV-Test können die verschiedenartigen Belastungen differenziert werden. Für die Therapie ist dies von Wichtigkeit.
Es ist zu empfehlen, vor Einbringen eines Implantates und vor der Planung der prothetischen Oberkonstruktion zu überprüfen, welche Materialien der Patient verträgt und welche nicht. Siehe Kapitel: „Prüfung der Verträglichkeit dentaler Werkstoffe mittels EAV-Test".

Fall

53jährige Patientin, Alopecia areata. Der Haarausfall trat kurze Zeit nach einer umfangreichen prothetischen Behandlung auf. Alle fachärztlichen Untersuchungen (Internist, Dermatologe, Neurologe, Gynäkologe) ergaben den Befund: völlig gesunde Frau.

Untersuchung der Mundhöhle: Im Unter- und Oberkiefer festsitzender Zahnersatz, funktionell und ästhetisch von höchster Qualität.

EAV-Test:
Meßpunkte: 1., 2., 3. Allergiegefäß
1., 2., 3. Hautgefäß
1., 2., 3. Nervendegenerationsgefäß

An allen Meßpunkten Zeigerhochstände und Zeigerabfälle. Die üblichen odontogenen Herdnosoden brachten keinen Ausgleich. Durch Einsatz von drei Ampullen Titanium metallicum D 6 gelang der Ausgleich bis auf etwa 60 Skalenteile. Schon nach Einsatz von einer Ampulle Titanium metallicum D 6 waren die Zeigerabfälle verschwunden.
Die Patientin konnte sich dazu durchringen, die Implantate aus Titan herausnehmen zu lassen. Für den Zahnarzt, der diese – vom rein zahnärztlichen Standpunkt aus gesehen – höchstwertige Restaurierung des Gebisses vorgenommen hatte, bedeutete es eine große Überwindung, sein eigenes Werk zu entfernen. Auf wiederholte Bitte der Patientin tat er es.
Erfolg: 4 Wochen nach Entfernung der Implantate mit der entsprechenden Oberkonstruktion sprossen die Haare wieder.

V. Virale Infekte

Ob sich aus einer viralen Besiedelung eine Infektion entwickelt, hängt ab vom Milieu, also letzten Endes von der Regulationsfähigkeit des Vegetativen Grundsystems bzw. der Summe der Belastungen des Mesenchyms. Virale Besiedelungen finden überall im Körper statt und haben eine interdisziplinäre Bedeutung, indem sie willkürlich gesetzte Facharztgrenzen überschreiten. Diese Tatsache muß beim EAV-Test odontogener Herde und Störfaktoren berücksichtigt werden:

1. Bei der Beurteilung der Meßwerte.
2. Bei der Differenzierung der Kopfherde.
3. Beim Stromreiztest.
4. Beim Medikamententest zur Vorbehandlung kieferchirurgischer Eingriffe.

Zu 1. *Meßwerte*
Virale Infekte bedingen im EAV-Test hohe Meßwerte (90 Skalenteile und mehr beim Dermatron) und Zeigerschnellen im akuten Stadium. Viren oder Virustoxine bewirken eine starke degenerative Belastung des Körpers. Diese findet meßtechnisch ihren Ausdruck im Zeigerabfall an den Meßpunkten für Organe und Funktionssysteme.
Viren können alle Schleimhäute des Körpers besiedeln, also auch die Mundschleimhäute und die Schleimhäute der Nachbarschaftsorgane Tonsillen und Nebenhöhlen. Auf hämatogenem Wege können Viren in die Zahnpulpen gelangen. Meßtechnisch finden derartige Befunde ihren Ausdruck in Werten von 90 und mehr, häufig mit Zeigerschnellen und Zeigerabfällen an den 6 Kiefermeßpunkten und an den Meßpunkten 1., 1a., 2. und 3. Lymphgefäß.

Zu 2. *Beeinflussung des Kopfherdtestes durch virale Infekte*
Ein chronisches und anamnestisch älteres Kopfherdgeschehen kann überlagert werden durch eine akute oder subakute virale Infektion. Die Interpretation von ein oder zwei aus dem Zusammenhang herausgenommenen Meßwerten kann zu Irrtümern führen.

Beispiel: 2. Meßpunkt Lymphgefäß, Meßwert 90 ! +
das heißt Wert 90 mit Zeigerschnellen und Zeigerabfall.

Hinter diesem Wert können verborgen sein:
a) enossale und intradentale Herde
b) toxische Eiweißzerfallsprodukte aus devitalen Zähnen
c) Amalgamintoxikation
d) Virusinfektion

Vor Anwendung der diagnostischen Möglichkeiten des Medikamententestes ist es ratsam, durch weitere Punktmessungen ein Testbild zu erarbeiten.

Beispiel: Lymphgefäßmeßpunkte:	1.	84 +
	1.–1.	84 +
	1a.	86 +
	2.	88 +
	3.	92 ! +

Dieses Testbild gibt den ersten Hinweis auf eine übergeordnete Belastung. Zur Vervollständigung des Testbildes werden gemessen:

Meßpunkte für die Nasennebenhöhlen
Meßpunkte für die Tonsillen des *Waldeyer*schen Rachenringes
Kontrollmeßpunkte an Händen und Füßen

Bei einer viralen Belastung können Zeigerabfälle auftreten an den
Meßpunkten für Lunge, Bronchien, Trachea, Herz, Kreislauf, Endokrinium, Niere, Blase, Milz.

Ebenso können bei einer Virusinfektion Zeigerabfälle gemessen werden am Nervendegenerationsgefäß und am Organdegenerationsgefäß als Ausdruck einer degenerativen Belastung des Körpers. Die Art einer übergeordneten Belastung wird festgestellt durch den Einsatz von Nosoden.
Zur Differentialdiagnostik beim Kopfherdtest und zur ätiologischen Diagnostik der viralen und grippalen Belastungen stehen folgende Nosoden zur Verfügung:

C 1 Influencinum
C 2 Influencinum vesiculosum
C 3 Pneumococcinum
C 5 V-Grippe
C 7 V2-Grippe
C 8 V3-Grippe
C 9 V4-Grippe
C 11 Influencinum vesiculosum SW
C 12 Influencinum vesiculosum NW
C 13 V5-Grippe
C 14 Influencinum toxicum
C 15 Katarrhalische Mischflora
C 16 Pneumococcinum M
C 17 Influencinum AB
C 23 Asiengrippe A
C 24 VA2-Grippe
C 27 VA2L-Grippe
C 28 VAPCH-Grippe
C 29 V75-Grippe
C 30 V76-Grippe
Sdf. Nos. V78-Grippe
Sdf. Nos. V79-Grippe

Sdf. Nos. V80-Grippe
Sdf. Nos. V83-Grippe
Sdf. Nos. V84-Grippe
Sdf. Klebsiella pneumoniae
Sdf. Aerobacter aerogenes

Bei therapieresistenten Grippen die Nosoden:
DA 30 Coxsackie
Sdf. Nos. Coxsackie A7
F 35 Leptospirosis canicola
F 38 Echinococcinum
F 39 SPS
F 51 Q-Fieber

Bei Neuralgien die Nosoden:
DA 1 Herpes zoster
DA 32 Herpes simplex

Werden eine oder mehrere der hier aufgeführten Nosoden zum Ausgleich des oben genannten Testbildes benötigt, hat sich folgendes Vorgehen bewährt:

1. Phase: Diagnostik und Therapie der übergeordneten Virusbelastung im Rahmen einer Mesenchymreaktivierungsbehandlung des gesamten Körpers (Zusammenwirken von Arzt und Zahnarzt).

2. Phase: Diagnostik weiterer übergeordneter Störfaktoren, z.B. Belastung durch zahnärztliche Werkstoffe, besonders Amalgam. Nach Verifizierung im EAV-Test werden diese Belastungen entfernt.

3. Phase: Diagnostik von spezifischen Kopfherden:
odontogene, tonsillogene, otogene, sinusidale Herde. Nach Verifizierung im EAV-Test erfolgt deren Therapie.

Bei komplizierten Herdfällen bevorzugt der Autor dieses schrittweise Vorgehen. Bei mehrfacher Kopfbeherdung, vor allem unter mehrfachen übergeordneten Belastungen (Virale Infekte, Amalgamintoxikation) sind odontogene Herde nicht mit der gebotenen Präzision zu testen. Nach Abbau aller übergeordneten Belastungen läßt sich die Testung odontogener Herde schneller und präziser durchführen. Dies gilt im besonderen Maße für die EAV-Diagnostik der chronischen Pulpitis und der Pulpendegeneration mit der Frage, ob von diesen morphologischen Veränderungen der Pulpa energetische Fernstörungen ausgehen.
Bei sinnvollem Einsatz der EAV in Diagnostik und Therapie ist es möglich, sinnlose Zahnentfernungen im Rahmen einer Herd- und Regulationstherapie zu vermeiden.

Zu 3. *Stromreiztest*
Der Stromreiztest ist bezüglich seiner technischen Durchführung eingehend beschrieben, siehe Seite 73 bis 75.

Unter dem hier zu besprechenden Aspekt der übergeordneten viralen Belastungen sei zur Wiederholung erwähnt:

Der Stromreiztest ist
a) ein funktioneller Belastungstest
b) ein Fernwirkungstest
c) verbunden mit einer Provokation von Toxinschüben
d) die präziseste Differenzierung von odontogenen Herden.

Wenn bei dem oben dargestellten Testbild zum Grundausgleich Virusnosoden benötigt werden, so ist damit zu rechnen, daß durch einen Stromstoß an ein Odonton die virale Besiedelung oder Infektion der Gingiva oder der Pulpa aktiviert werden. Dies zeigt sich im nachfolgenden Ausgleich der wieder erhöhten Meßwerte und der Zeigerabfälle. Wenn die üblichen odontogenen Herdnosoden oder Organpräparate (siehe Kapitel „Enossale Herde", „Intradentale Herde") nur einen Teilausgleich bringen oder gar nicht passen, sind die Virusnosoden einzusetzen. Wenn hiermit ein eleganter Ausgleich (Einschwingphänomen nach *Beisch*) erzielt wird, ist die testmäßige Verifizierung einer Virusbelastung erbracht. Sollte bei dem nächsten zu prüfenden Odonton derselbe Testbefund nach Stromreiz zu eruieren sein, ist von der Fortsetzung des Stromreiztestes an weiteren Odontonen abzuraten und statt dessen die Therapie einzuleiten. Die Provokation einer Virusbelastung nach Stromreiz kann stattfinden bei den Odontonen des Unterkiefers als auch des Oberkiefers. Für die Seitenzähne des Oberkiefers gilt noch folgende Besonderheit: Bei langen Wurzeln der Molaren und Prämolaren und tiefliegendem Boden der Kieferhöhle kann auch die Kieferhöhle mit provoziert werden. Außer den Virus- und Grippenosoden können dann die Nosoden:

H 5 Sinusitis maxillaris
H 1 Kieferhöhlenpolyp
H 14 Kieferhöhlenzyste

zum Ausgleich benötigt werden.

Die subtile Differenzierung zwischen:
Viraler Besiedelung einer Pulpa – chronischer Pulpitis – Kieferhöhlenbelastung – über den EAV-Test ist erforderlich, um Fehldiagnosen zu vermeiden und Zähne nicht unnötig zu entfernen. Dies gilt besonders für pulpitiforme Beschwerden, vor allem an den Zähnen des Oberkiefers, wenn kein klinischer oder röntgenologischer Befund zu erheben ist. Eine subakute Virusinfektion kann die Ursache sein. Diagnostik und Therapie sind dann nur möglich über den EAV-Test, siehe Kasuistik.

Zu 4. *Vorbehandlung kieferchirurgischer Eingriffe*
Die medikamentöse Vorbehandlung kieferchirurgischer Eingriffe ist ein wichtiger Baustein im Gesamtkonzept einer Herd- und Regulationstherapie. Die optimale Form der Vorbehandlung stellen getestete Medikamente dar. Dem Medikamententest geht die Punktmessung voraus. Gelangt man hierbei zu einem Testbild, das den Verdacht auf eine virale Belastung lenkt, werden Virusnosoden eingesetzt. Gelingt

hiermit der Ausgleich, ist der testmäßige Beweis für eine virale Infektion erbracht. In diesen Fällen sollte der geplante kieferchirurgische Eingriff verschoben und statt dessen in einer gezielten Therapie der Organismus von der viralen Belastung befreit werden. Eine nicht erkannte oder nicht behandelte Virusinfektion kann zu erheblichen Störungen und Komplikationen im Wundverlauf führen.

Fall

55jähriger Patient, Gebiß durch Inlays, Kronen und Brücken saniert, keine Amalgamfüllungen, beste Mundpflege. Die Zähne 16, 13 und 45 sind devital, röntgenologisch o.B., seit mehreren Jahren besteht dieser Zustand.
Seit Herbst 1971 plötzlicher Leistungsabfall, schlechter Schlaf, Depression, völliger Verlust der Spannkraft, Schulterschmerz rechts vorne, Schmerzen linker Ellbogen.

Elektroakupunkturtest am 10. 11. 1972

Meßpunkt Hypothalamus		90		92
Kiefermeßpunkt		83+ /	91!+	/ 89
		88+ /	91!	/ 90!+
Lymphgefäßmeßpunkte	1.	74++		76++
	1a.	77+		75+
	2.	81+		80+
	3.	79+		83
Meßpunkt Stirnhöhle		81		85
Meßpunkt Keilbeinhöhle		89!		84!
Meßpunkt Kieferhöhle		90!		88!
Meßpunkt Siebbeinzellen		84		85

Die Hypothalamus-Werte sind hoch, es könnte sich eine odontogene Beherdung dahinter verbergen. Eine klare Aussage ist aufgrund dieser Meßwerte noch nicht möglich. Deshalb muß nach weiteren Kriterien gesucht werden. Für das Vorliegen odontogener Herde könnte folgendes sprechen:

a) hohe Werte mit Zeigerabfall an den 2. Lymphgefäßmeßpunkten beiderseits,
b) devitale Zähne 13, 16, 45,
c) Verdacht auf chronische Ostitis in den Leerkieferstrecken 18, 34, 36, 38, 46, 47.

Es liegt nahe, die bekannten Wechselbeziehungen zwischen Odontonen und Organen als diagnostische Hilfe heranzuziehen. Der Leistungsabfall könnte für ein beherdetes 8. Odonton sprechen (Leerkieferstrecke 18 und 38). Die Beschwerden im linken Ellbogen könnten mit einer chronischen Ostitis im Bereiche der Leerkieferstrecke 36 (Dickdarmmeridian) oder 38 (Dünndarmmeridian) zusammenhängen.

Das Röntgenbild gibt keinen Hinweis auf das Vorliegen pathologischer Veränderungen.
Weitere Zweifel an einer primären odontogenen Beherdung entstanden bei der Überprüfung der Anamnese. Der jetzige Zustand des Gebisses bestand seit 5 Jahren vor Beginn der akut aufgetretenen Erkrankung im September 1971.
Der weitere Verdacht richtete sich auf eine virale bzw. Grippebelastung.
Zur Erhärtung dieses Verdachtes wurde folgender Testgang durchgeführt:

Ausgleich der Meßpunkte für

Stirnhöhle
Keilbeinhöhle
Kieferhöhle
Siebbeinzellen
beiderseits mit den Nosoden:
Influencinum AB D 4
Influencinum ves. D 4
Asiengrippe A D 3
V5-Grippe D 3

Die Meßwerte am Meßpunkt Hypothalamus waren folgende:

vor Ausgleich der Nebenhöhlen	90	92
nach Ausgleich der Nebenhöhlen	80	79

Als homöopathische Begleitmittel wurden getestet:

Phytolacca D 4
Euphorbium D 4
Dulcamara D 3
Vincetoxicum D 3

Die am 10. 11. 1972 getesteten Nosoden und homöopathischen Mittel wurden als Mischspritze injiziert. Der nächste Test wurde am 17. 11. 1972 durchgeführt. Die folgende Tabelle zeigt die Gegenüberstellung der beiden Meßwertreihen:

		10. 11. 1972:			17. 11. 1972:	
Meßpunkt Hypothalamus		90	92	83		82
Kiefermeßpunkte	83+	/ 91 !+	/ 89	77	/ 79	/ 79
	88+	/ 91 !	/ 90 !+	81	/ 81	/ 83
Lymphgefäß-meßpunkte	1.	74 ++	76 ++	62		68 +
	1a.	77 +	75 +	76 (+)		76 +
	2.	81 +	80 +	72 +		69 +
	3.	79 +	83	75		77
Meßpunkt Stirnhöhle		81	85	66		74
Meßpunkt Keilbeinhöhle		89!	84!	78		75
Meßpunkt Kieferhöhle		90!	88!	77		73
Meßpunkt Siebbeinzellen		84	85	73		75

Aus dem Vergleich der beiden Testbilder ist zu erkennen, daß sich durch den therapeutischen Einsatz der Nosoden für die oberen Luftwege in Verbindung mit homöopathischen Dränagemitteln die Meßwerte für das gesamte Kiefergebiet auffällig in Richtung Normergie verbesserten.
Eine Verlaufskontrolle dieser Art bewahrt vor voreiligen Schlüssen, besonders vor einer zu früh gestellten Diagnose „Odontogene Beherdung" und der daraus resultierenden Entfernung von Zähnen. Um bei diesem Patienten ganz sicher zu gehen, wurde am 17. 11. 1972 der Stromreiztest durchgeführt.

Basisausgleich an den Meßpunkten 1., 1a., 2., 3. Lymphgefäß:

Nosode Influencinum AB D 5
Nosode Influencinum ves. D 4
Nosode Asiengrippe A D 5
Nosode V5-Grippe D 5

Danach wurde der Stromreiztest durchgeführt. Die folgende Tabelle zeigt einen Auszug aus dem Testbefund vom 17. 11. 1972.

Zahn	25	26	27	28
Meßwert am 2. Lymphgefäß-meßpunkt nach Stromreiz	74	78 (+)	72	68
Ausgleich mit	1 Ampulle V5-Grippe D 5	1 Ampulle V5-Grippe D 4 + 1 Ampulle Asiengr. A D 4	1 Ampulle V5-Grippe D 4	1 Ampulle V5-Grippe D 5

Die Zähne 25, 27, 28 waren im Original vorhanden. 26 war eine Leerkieferstrecke. Bei diesem Test fiel auf, daß die für intradentale und enossale Herde spezifischen Nosoden keinen Ausgleich brachten. Der Ausgleich gelang mit Virusnosoden, wobei in diesem Fall die Nosode VA2-Grippe dominierte. Die stärkste Belastung zeigte sich an der Leerkieferstrecke 26. Hier dürfte durch den Stromreiz der Boden der linken Kieferhöhle mit erfaßt worden sein, was bei der engen anatomischen Nachbarschaft und einer großen Kieferhöhle mit tiefliegendem Boden einleuchtet. Die Therapie wurde fortgesetzt mit den für den Basisausgleich benötigten Nosoden und einer homöopathischen Begleittherapie.
Am 17. 1. 1973 wurde ein Kontrolltest durchgeführt. Die Meßwerte des Anfangstestes vom 10. 11. 1972 wurden zum Vergleich noch einmal gezeigt:

		EAV-Test am 10. 11. 1972:		EAV-Test am 17. 1. 1973:	
Meßpunkt Hypothalamus		90	92	82	82
Kiefermeßpunkte		83+/91!+/89		79/ 80 / 83	
		88+/91! /90!+		80/ 81 / 77	
Lymphgefäßmeßpunkte	1.	74++	76++	70	74
	1a.	77+	75+	76	78 (+)
	2.	81+	80+	78	76
	3.	79+	83	76	78
Meßpunkt Stirnhöhle		81	85	78	78
Meßpunkt Keilbeinhöhle		89!	84!	80	80
Meßpunkt Kieferhöhle		90!	88!	78	80
Meßpunkt Siebbeinzellen		84	85	78	78

Aus dem Verlauf wird deutlich, daß der grippale Infekt das gesamte Geschehen im Kopf überlagert hatte. Die virale Besiedelung war nicht begrenzt auf die Schleimhäute der Nebenhöhlen und des weiteren Respirationstraktes, sondern hatte auch die Mundschleimhaut und die Pulpen befallen. Somit hätte eine isolierte Auswertung der für den zahnärztlichen Bereich wichtigsten Punkte zu Fehlergebnissen geführt. Eine Entfernung der devitalen Zähne am Anfang der Therapie hätte dem Patienten keine Erleichterung gebracht, sondern ihn unnötig belastet und die kausale Therapie verzögert.
Dem in der Herdtherapie geschulten Arzt und Zahnarzt wird aufgefallen sein, daß bei diesem Patienten nicht über eine Entfernung der devitalen Zähne berichtet wird. Über die Notwendigkeit zu diesem Schritt kann man sich Klarheit verschaffen in einem Test, der nach Abklingen des grippalen Infektes durchzuführen ist.
Verlauf: Nach der ersten Injektion klangen die Depression ab, der schlechte Schlaf und der plötzliche Leistungsabfall. Nach der 3. Injektion war die alte Spannkraft wieder hergestellt. Die Schmerzen in der rechten Schulter und im linken Ellbogen waren nach der 3. Injektion etwa zur Hälfte abgeklungen, nach der 7. Injektion berichtete der Patient Schmerzfreiheit.

Fall

Patient, geboren 1943. April 1976 Facialisparese links. Verschiedene Therapieversuche blieben ohne Erfolg.
Herduntersuchung Oktober 1976: Anamnese, Untersuchung der Mundhöhle, Panorama-Aufnahme, Messung von Spannungen und Strömen in der Mundhöhle, EAV-Test.
16| Goldgußfüllung, dreizehn weitere Füllungen aus Amalgam, keine devitalen Zähne, keine Leerkieferstrecken.
Spannungswerte bis zu 500 mV.
Stromwerte bis zu 18 μA.

EAV-Test:

Lymphgefäßmeßpunkte	1.	82 +	(rechts)	82 +	(links)
	1a.	86 +	"	88 +	"
	2.	86 +	"	90 +	"
	3.	90 !+	"	92 !+	"
Meßpunkt Stirnhöhle		90	"	98 !	"
Meßpunkt Keilbeinhöhle		90	"	94 !	"
Meßpunkt Siebbeinzellen		94	"	94 !	"
Meßpunkt Kieferhöhle		90	"	92 !	"

Kiefermeßpunkte	90 !/ 94(+)/ 94 !
	86 !/ 94 !/ 82 !

Die obigen Meßwerte sind ein Auszug aus dem gesamten Test, geben aber schon einen Hinweis auf eine übergeordnete Belastung im Kopfbereich, unter der odontogene Herde verborgen sein können.

Der weitere Testgang:

a) Aufgrund der hohen Werte für Spannungen und Ströme in der Mundhöhle bestand der Verdacht auf eine Amalgamintoxikation. Die eingesetzten Testampullen brachten einen Ausgleich von 10–15 Skalenteilen an den Meßpunkten 1., 1a., 2. und 3. Lymphgefäß, keinen Ausgleich am 3. Meßpunkt Nervendegenerationsgefäß.

b) Aufgrund des Zeigerabfalls am 2. Meßpunkt Lymphgefäß wurden odontogene Herdnosoden eingesetzt. Ein geringer Teilausgleich am 2. Meßpunkt Lymphgefäß wurde erzielt, jedoch kein Ausgleich am 3. Meßpunkt Nervendegenerationsgefäß.

c) An den Meßpunkten 1., 1a., 2. und 3. Lymphgefäß links wurden die Nosoden

    Pneumococcinum D 5
    Influencinum tox. D 5
    VA2L-Grippe D 5

eingesetzt und brachten diese Meßpunkte auf 50.

Daraufhin waren folgende Meßwerte verändert:

Meßpunkt Stirnhöhle	links 60
Meßpunkt Keilbeinhöhle	links 64
Meßpunkt Siebbeinzellen	links 64
Meßpunkt Kieferhöhle	links 58
3. Meßpunkt Nervendegenerationsgefäß	links 50

Da bei der Überprüfung der Schwerpunktbelastung am 3. Meßpunkt Nervendegeneration dieser jetzt einen Wert von 50 Skalenteilen aufwies, wurden die eingesetzten Nosoden zur Therapie verwendet. Zusätzlich wurden folgende homöopathische Begleitmittel getestet:

Phytolacca	D 5
Aconitum	D 5
Vincetoxicum	D 5
Sabina	D 5

Diese Medikamente wurden am 8. 10. 1976 als Mischspritze injiziert.

Verlauf: 16. 10. 1976. Die Facialisparese war etwa zu 30 Prozent gebessert, das Tränen des linken Auges war völlig verschwunden, das Augenlid konnte wieder bewegt werden. Dieser Verlauf spricht für die EAV-Therapie und gegen eine sogenannte Spontanheilung. Es wurde ein Kontrolltest durchgeführt und folgende Nosoden eingesetzt:

Pneumococcinum	D 8
Influencinum tox.	D 8
VA2-Grippe	D 8

Zusätzlich wurden noch folgende Nosoden ermittelt:

VA2L-Grippe	D 8
Asiengrippe A	D 10
V 75-Grippe	D 8
Influencinum ves. NW	D 10

Homöopathische Begleitmittel:

Phytolacca	D 8
Aconitum	D 8
Vincetoxicum	D 8
Sabina	D 8
Eupatorium	D 10
Dulcamara	D 10
Carbo vegetabilis	D 8
Spongia	D 10

Die getesteten Nosoden und homöopathischen Begleitmittel wurden als Mischspritze injiziert in aufsteigender Potenz im Sinne der Kuf-Reihe. Bereits nach der 4. Injektion waren keine klinischen Symptome der Facialisparese mehr vorhanden. Zur Stabilisierung des Erfolges wurden die Medikamente bis zum Ende der Kuf-Reihe injiziert. Der Behandlungserfolg ist bis zur Niederschrift (Frühjahr 1984) konstant geblieben.

Anhand der beiden Fälle sollte folgendes dargestellt werden:

1. Die übergeordnete Belastung des Organismus durch eine Virusinfektion bzw. durch Virustoxine.
2. Das Diagnostizieren des Schwerpunktes beim Vorhandensein mehrerer Kopfherdmöglichkeiten.
3. Die Schwerpunkttherapie mit der Frage: welche Belastung muß zuerst therapiert werden, damit dem Patienten schnelle und gezielte Hilfe zuteil wird und ihm unnötige Belastungen erspart bleiben.

4. Es gibt Situationen, bei denen man mit der Therapie odontogener Herde und Störfaktoren warten muß, bis der geeignete Zeitpunkt dafür gekommen ist.
5. Im Gefolge einer viralen Infektion können auch die Zahnpulpen befallen werden. Dieser Befund ist im EAV-Test abzugrenzen gegenüber einer Pulpendegeneration bzw. einem intradentalen Herd.

VI. Die Therapie der Belastung durch Metalle in der Mundhöhle

A. Die Therapie der Amalgamintoxikation
B. Die Therapie der Belastung durch Dentallegierungen

A. Die Therapie der Amalgamintoxikation

Vorbemerkung
Eine getestete medikamentöse Therapie der Amalgamintoxikation ohne vorhergehende mechanische Entfernung der Amalgamfüllungen bringt nicht den gewünschten Dauererfolg. Als Interimsbehandlung führt sie zu einer vorübergehenden Erleichterung.
Wird diese Behandlung in eine den gesamten Organismus betreffende Mesenchymreaktivierungskur einbezogen, kann dadurch ein breiterer Aktionsraum für die vegetative Grundregulation geschaffen werden. Ähnliches gilt für alle biologischen Therapieformen.
Solange aber der Toxinnachschub aus den Amalgamfüllungen anhält, ist trotz bester medikamentöser Therapie das Problem nicht gelöst. Es ist dann eine Frage der Zeit, bis der Körper durch seine Symptome meldet: „Der Verursacher ist noch aktiv."

Die optimale Therapie der Amalgamintoxikation läuft in 3 Phasen ab:

1. Mechanische Entfernung der Amalgamfüllungen.
2. Medikamentöse Begleitbehandlung während der Amalgamentfernung.
3. Enttoxinisierungsbehandlung nach Entfernung der letzten Amalgamfüllung.

Zu 1. *Mechanische Entfernung der Amalgamfüllungen*
Der Zahnarzt entscheidet für seine Praxis, ob er die Amalgamentfernung mittels konventioneller Bohrmaschine oder Turbine vornimmt. In jedem Fall sind guter Spray und ein optimales Absaugen erforderlich. Zahnarzt und Helferin tragen Mundschutz.
Durch den fein verteilten Bohrstaub sind Zahnarzt und Zahnarzthelferin sehr gefährdet.
Eine Kontrolle bei dieser Berufsgruppe, ob eine Amalgambelastung per inhalationem vorliegt, kann im EAV-Test ermittelt werden am:

MP	Lungenparenchym	= 11. Lu.
MP	Bronchioli	= 10b. Lu.
MP	Bronchien	= 10. Lu.
2. MP Allergiegefäß		
2. MP Organdegenerationsgefäß		

Können die Meßwerte, besonders die Zeigerabfälle, an diesen Meßpunkten mit dem potenzierten Amalgam oder dessen Komponenten im EAV-Test ausgeglichen

werden, ist dies ein sicherer Hinweis auf eine zusätzlich erworbene Amalgamintoxikation infolge mangelhafter Schutzmaßnahmen.
Zum Tempo der Amalgamentfernung gibt es wiedersprüchliche Ansichten verschiedener Autoren.
Die Angaben schwanken zwischen der Entfernung aller Füllungen in einer Sitzung und dem betont langsamen Vorgehen, wonach alle 4 bis 6 Wochen 1 oder 2 Füllungen entfernt werden. Unter ständiger Verlaufskontrolle mittels EAV-Test ist ein zügiges quadrantenweises Vorgehen für alle Beteiligten optimal.
Begonnen wird in dem Quadranten, wo die höchsten Stromwerte gemessen wurden. Sind pro Quadrant nur zwei kleine oder mittelgroße Amalgamfüllungen vorhanden, können pro Sitzung zwei Quadranten behandelt werden.
Unter einer Amalgamfüllung sollte – wenn die Behandlung lege artis durchgeführt wurde – eine Unterfüllung sein. Dies ist häufig nicht der Fall. Nach dem Entfernen derartiger Amalgamfüllungen stößt man auf durch Amalgam verfärbtes Dentin, welches ein Quecksilberdepot in nächster Nähe der Pulpa und damit zum Vegetativen Grundsystem (*Pischinger*) darstellt. Dieses durch Quecksilber verfärbte Dentin muß mit entfernt werden. Die Versorgung der Cavität geschieht nach den bewährten Regeln der Konservierenden Zahnheilkunde.

Im Sinne der Herdtherapie ist zu beachten:

a) Keine ätzenden Medikamente oder Desinfizientien für die Behandlung des Dentins nehmen. Diese haben häufig eiweißfällenden Charakter und bedeuten eine zusätzliche Schädigung für die angeschlagene Pulpa. Ein Auswaschen der Cavitäten mit Reogan liquidum und danach trocknen ist zu empfehlen.
b) Eine Unterfüllung ist in jedem Fall zu legen.
c) Interimsfüllungen aus einem metallneutralen Material. Der Zahnarzt entscheidet für seine Praxis, ob er einen Steinzement oder eines der verschiedenen Composite-Materialien nimmt. Die speziell zahnärztliche Problematik, die mit diesen Füllungsmaterialien verbunden ist, soll hier nicht erörtert werden.
   Siehe auch Kapitel „Übergeordnete Belastung durch Füllungsmaterialien“.
   Nur bei diagnostisch klaren und übersichtlichen Fällen kann auf das metallneutrale Interimsstadium verzichtet werden.
   Die Cavitäten werden dann definitiv durch Inlays oder Kronen versorgt.
   Es ist zu empfehlen, die verträgliche Legierung vorher im EAV-Test zu ermitteln, da es sich ja um metallgeschädigte Patienten handelt. Siehe auch Kapitel „EAV-Test der Verträglichkeit dentaler Werkstoffe“, Seite 138.

Bei den meisten Herdpatienten ist ein metallneutrales Zwischenstadium zu empfehlen aus folgenden Gründen:

a) Goldarbeiten in einem Quadranten und Amalgamfüllungen in den anderen Quadranten können das Problem der übergeordneten Metallbelastung weiter eskalieren.
b) Der Zustand einer Pulpa unter einer Amalgamfüllung ohne Unterfüllung, evtl. bei Karies unter oder neben einer Amalgamfüllung, kann mit konventionellen Methoden nicht genau beurteilt werden, wenn keine klinischen Symptome vorliegen. Siehe Kapitel „Intradentale Herde“, Seite 82.

Durch eine lege artis durchgeführte konservierende Behandlung kann noch manche Pulpa gerettet und damit mancher Zahn erhalten werden, vor allem in Verbindung mit getesteter biologischer Therapie. Auch dies gehört zur Aufgabe des Herdtherapeuten. Herdtherapie unter Kontrolle des EAV-Testes hat mit dem mancherorts geübten krassen Exodontismus nichts gemeinsam.
Der Ausheilungsprozeß der Pulpa läuft besser ab, wenn kein zusätzliches Präparationstrauma die Pulpa belastet, wie dies für Inlays und Kronen nicht zu vermeiden ist.

c) Wird in einer späteren Diagnostikphase festgestellt, daß eine Pulpa die verschiedenen Traumen nicht überstanden hat und jetzt ein intradentaler Herd vorliegt, muß der Zahn im Zuge der Herdtherapie entfernt werden. Siehe Kapitel „Intradentale Herde“, Seite 82.
Aus finanziellen und psychologischen Gründen ist es besser, einen solchen Zahn – wie auch seine Nachbarzähne – mit Interimsfüllungen versorgt zu haben. Die endgültige prothetische Versorgung sollte durchgeführt werden, wenn die Herdfreiheit von Zähnen und Kiefer im EAV-Test verifiziert ist.

Zu 2. *Die medikamentöse Begleitbehandlung während der Amalgamentfernung*
Jedes in den Körper eindringende Toxin – dies gilt auch für das Amalgam und seine Komponenten – hat eine nur ihm eigene Gestalt und löst die Bildung eines spezifischen Antitoxins aus. Dieses soll die Wirkung des Toxins neutralisieren. Fällt das Toxin plötzlich fort, so bleibt das Antitoxin bestehen und seine Produktion in Leber, Bindegewebe etc. geht noch weiter.
Das persistierende Antitoxin hat fast die gleiche Giftigkeit wie das Toxin, besteht jedoch aus körpereigenem Eiweiß und kann langsam abgebaut werden, jedoch nicht bei jedem Patienten. Nicht mehr erforderliches Antitoxin wirkt als neuartige Belastung.
Während und nach Amalgamentfernung können alte Leiden wieder auftreten als Ausdruck einer regressiven Vikariation (*Reckeweg*). Frühere Erkrankungen – besonders Sinusitis, Tonsillitis, Appendicitis, Otitis – werden in rückläufiger Reihenfolge durchgemacht, sofern ihre exakte Ausheilung zum früheren Zeitpunkt durch Amalgam verhindert wurde.
Im Sinne einer biologischen Therapie sollte in diesen Fällen keine Anwendung von Antibiotika oder Sulfonamiden erfolgen, sondern homöopathische Mittel eingesetzt werden, entweder nach den Regeln der Homöopathie oder ermittelt im EAV-Test. Die medikamentöse Begleitbehandlung während der Amalgamentfernung kann somit aus folgenden Gründen indiziert sein:

a) Die Entfernung der Amalgamfüllungen bedeutet für den regulationsgestörten Patienten eine akute zusätzliche Belastung:
Wegfall des Toxins
Persistieren des Antitoxins.
Man kann nicht in jedem Falle voraussagen, wieweit das noch vorhandene Regulationsvermögen des Patienten diese zusätzliche akute Situation einreguliert.

In einer Herdtherapiepraxis überwiegen die Fälle mit starker Regulationsstörung.

b) Beim Entfernen der Amalgamfüllungen entsteht Amalgamstaub, der als zusätzliche Belastung trotz sorgfältigen Absaugens anzusehen ist.

c) Regressive Vikariationen.

Für eine optimale Begleitbehandlung werden die Medikamente mittels EAV-Test ermittelt. Die Medikamente und das Vorgehen sind im nächsten Abschnitt unter „Enttoxinisierungsbehandlung" beschrieben.
Für Zahnärzte, die den EAV-Test nicht oder noch nicht durchführen, bietet sich folgende Lösung an:

a) Komplexmittel der Firma Heel, z.B.
Mercurius-Heel
Lymphomyosot
Galium-Heel
Nux-vomica Homaccord

Diese Mittel werden nach Angaben in der „Materia medica et antihomotoxica" oder nach eigener Praxiserfahrung verordnet.

b) Homöopathische Komplexpräparate verschiedener anderer Hersteller.
Es bleibt dem Zahnarzt überlassen, auf welche Medikamente er sich einarbeitet.
In einfachen bis mittelschwierigen Fällen kann eine ungetestete Begleittherapie mit den unter a) und b) genannten Komplexmitteln zum gewünschten Erfolg führen.
In schwierigen Fällen sollte der getesteten Begleitbehandlung der Vorzug gegeben werden. Homöopathische Komplexmittel wie auch Einzelmittel werden dann in bezug auf Art, Potenz und Menge durch den EAV-Test ermittelt.

Zu 3. *Die Enttoxinisierungsbehandlung nach Entfernung aller Amalgamfüllungen*
Viele Patienten, besonders die zur Herdtherapie überwiesenen chronisch Kranken, können aufgrund ihrer reduzierten Abwehrlage bzw. geminderten Regulationsfähigkeit die durch Amalgam entstandenen Schäden aus eigener Kraft nicht überwinden, auch nicht nach der mechanischen Entfernung der Amalgamfüllungen. Hier muß die Entgiftung der Zellen, der Gewebe, der Gewebsflüssigkeit des Vegetativen Grundsystems systematisch durchgeführt werden. Kybernetisch gesehen sollen die in den Zellen gespeicherten Fehlinformationen neutralisiert werden. Bei einer Enttoxinisierungsbehandlung nach Amalgamentfernung werden folgende Medikamente nach Art und Potenzstufe ermittelt:

a) potenzierte Amalgame
b) potenzierte Komponenten des Amalgams
c) homöopathische Begleitmittel
d) homöopathische Dränagemittel
e) homöopathische Konstitutionsmittel

Zu a) Potenzierte Amalgame:
ZW 21 Silberamalgam

ZW 20 Kupferamalgam
Sdf. Non gamma 2 Amalgam

Zu b) Potenzierte Komponenten des Amalgams:
HM 48 Argentum metallicum
HM 79 Cuprum metallicum
HM 31 Mercurius solub.
HM 8 Stannum metallicum
HM 35 Zincum metallicum

Zu c) Homöopathische Begleitmittel:

HM 87 Acidum nitricum,	HM 242 Mezereum,
HM 144 Gelsemium,	HM 114 Nux vomica,
HM 2 Hepar sulfuris,	HM 246 Oxalis acetosella,
HM 146 Kalium bichromicum,	HM 22 Phytolacca,
HM 81 Kalium jodatum,	HM 264 Stellaria madia,
HM 31 Mercurius solubilis,	HM 1 Sulfur.

Nach *Voll* ist Sulfur das wichtigste Mittel zur Entgiftung, zur Umstimmung und zur Anhebung des darniederliegenden Reaktionsvermögens.

Zu d) Homöopathische Dränagemittel:
Dränagemittel sind in der Homöopathie Mittel, die reinigen, Ablagerungen forträumen und somit Dränage oder Kanalisation in den Ausscheidungsorganen bewirken. Dränagemittel machen eine Steuerung der Ausscheidung, stimmen aber den Organismus nicht um, wie es das Simile tut. Die Dränagemittel werden im EAV-Test an den Meßpunkten der am meisten geschädigten Organe ermittelt.

Leber:	HM 135 Berberis, HM 137 Carduus marianus, HM 97 Chelidonium, HM Flor de Piedra, HM 239 Hamamelis, HM 246 Oxalis acetosella, HM 307 Taraxacum.
Dickdarm:	HM 25, Baptisia, HM 135 Berberis, HM 52 Carbo veget., HM 13 Hydrastis, HM 283 Kalium phosph., HM 288 Sedum acre., HM Potentilla anserina.
Dünndarm:	HM 18 Abrotanum, HM 89 Alumina, HM 59 Dulcamara, HM 236 Elaps corallinus, HM 312 Harpagophytum, HM 267 Nasturtium, HM 245 Oleander, HM Potentilla anserina, HM 39 Scrophularia, HM 200 Tormentilla.
Rektum:	HM 12 Causticum, HM 260 Natrium choleinicum, HM 39 Scrophularia.
Gallenblase:	HM 107 Magnesium sulfuricum, HM 112 Mercurius dulcis, HM 261 Natrium sulfuricum, HM 314 Ornithogalum, HM 189 Ptelea trifoliata.

Lunge: HM 143 Coccus cacti, HM 146 Kalium bichrom., HM 83 Kalium sulfuricum.

Lymphsystem: HM Abies nigra (Dränagemittel für den gesamten Bauchraum), HM 224 Vinca minor, Vinca rosea (Testreihe).

Niere: HM 87 Acidum nitricum, HM 135 Berberis, HM 5 Equisetum arv., HM Herniaria glabra, HM Kalium bromatum, HM Natrium phosphoricum, HM 378 Ononis spinosa, HM 221 Ruta graveolens, HM 117 Sarsaparilla, HM 149 Solidago Virga aurea, HM 202 Urtica urens.

Zu e) Homöopathische Konstitutionsmittel:
Die Anwendung homöopathischer Konstitutionsmittel nach den Regeln der Homöopathie setzt ein umfangreiches Wissen voraus. Im EAV-Test ist es möglich, das passende Konstitutionsmittel nach Art und Potenz zu ermitteln. Es kann vorkommen, daß für die linke und rechte Körperhälfte je ein anderes Mittel getestet wird. Der EAV-Test erfolgt am 1., 2. und 3. Meßpunkt des Endokrinen Meridians.

Als homöopathische Konstitutionsmittel im Rahmen der Amalgamenttoxinisierungsbehandlung können eingesetzt werden:

HM 89 Alumina, HM 90 Antimonium crudum, HM 48 Argentum met.,
HM 16 Argentum nitricum, HM 49 Arsenicum album, HM 50 Aurum metallicum, HM 93 Aurum jodatum.
HM 26 Barium carbonicum.
HM 10 Calcium carbonicum, HM 162 Calcium fluoratum,
HM 9 Calcium phosphoricum, HM 52 Carbo vegetabilis.
HM Ferrum aceticum, HM 104 Ferrum metallicum, HM 60 Ferrum phosphoricum.
HM 61 Graphites.
HM 2 Hepar sulf..
HM 63 Ignatia.
HM 38 Jodum.
HM 80 Kalium carbonicum.
HM 65 Lycopodium.
HM 258 Magnesium carbonicum, HM 84 Magnesium muriaticum,
HM 32 Magnesium phosphoricum, HM 107 Magnesium sulfuricum,
HM 31 Mercurius solub..
HM 6 Natrium muriaticum, HM 114 Nux vomica.
HM 7 Phosphorus, HM 69 Platinum metallicum, HM 71 Pulsatilla.
HM 74 Sepia, HM 4 Silicea, HM 8 Stannum metallicum, HM 19 Thuja.

Ein weiterer Aspekt, unter dem homöopathische Konstitutionsmittel eingesetzt werden können, ist beschrieben in dem Buch von *Voll* „Kopfherde" unter Konstitionsbehandlung.
Die Beziehung von Metallen zur Konstitution ist dargestellt auf Seite 29 bis 32.

Eine ausführliche Darstellung der homöopathischen Konstitutionstypen ist dargestellt bei *Beuchelt*, „Konstitutions- und Reaktionstypen in der Medizin mit Berücksichtigung ihrer therapeutischen Auswertbarkeit in Wort und Bild“, *Hellmuth Beuchelt*, 1980, 6. Auflage, Karl F. Haug Verlag GmbH in Heidelberg.
Das stufenweise Vorgehen bei der Enttoxinisierungsbehandlung mittels EAV-Test:

1. Ausgleich der Lymphgefäßmeßpunkte 1., 1a., 2. und 3. mit der optimalen Potenz von:

   ZW 21 Silberamalgam
   ZW 20 Kupferamalgam
   Sdf. Non gamma 2 Amalgam

   Es wird mit der D 10 begonnen. Nach sorgfältiger Amalgamentfernung muß normalerweise eine D 12 oder D 15 zum Ausgleich eingesetzt werden. Danach wird überprüft, ob eine oder mehrere Komponenten des Amalgams in optimaler Potenz passen und einen weiteren Ausgleich bringen.
   Es müssen nicht immer alle Amalgame und deren Einzelkomponenten gleichzeitig passen. Die Belastung ist von Patient zu Patient verschieden. Zusätzlich wird überprüft, welches der Begleitmittel paßt. Eine derart getestete Kombination – potenziertes Amalgam + potenzierte Komponenten + Begleitmittel – ist die einfachste Form der Enttoxinisierungsbehandlung und kann in einfach gelagerten Fällen schon zu guten Resultaten führen.

2. Zusätzliche Testung am Kreislauf-Meridian
   Es wird überprüft, ob die potenzierten Amalgame und deren Komponenten am 9. Kr. = MP für das arterielle System einen Ausgleich bringen. Die Mittel und die Potenzen können gegenüber den am Lymphgefäß getesteten Mitteln verschieden sein.

3. Entgiftungs- und Ausscheidungsorgane testen:
   Leber, Niere, Pankreas, Milz, Lunge.
   Ermittlung von zusätzlichen Potenzen von Amalgam oder dessen Komponenten.
   Dränagemittel für die entsprechenden Organe einsetzen.

4. Die am meisten geschädigten Organe und Funktionssysteme werden in die Therapie mit einbezogen, z.B. Herz, Dickdarm, Dünndarm, peripheres und zentrales NS, vegetatives NS. Dazu sind erforderlich die Anamnese und die Messung aller Kontrollmeßpunkte. Zeigt ein Kontrollmeßpunkt pathologische Werte, werden die zu dem Organ oder Funktionssystem gehörenden Abschnittspunkte gemessen. An diesen Punkten werden zusätzliche Ampullen der potenzierten Amalgame und deren Komponenten eingesetzt.

5. Einsatz von homöopathischen Konstitutionsmitteln am 1., 2. und 3. Meßpunkt des endokrinen Meridians.
   Die in den oben beschriebenen Abschnitten 1 bis 5 getestete Therapie wird in aufsteigenden Kuf-Reihen injiziert. Zuverlässige Patienten können die Ampullen, die jeweils zusammen in einer Mischspritze appliziert werden, als Trinkampullen nehmen.

Während der Entfernung von Amalgamfüllungen können durch den anfallenden Bohrstaub die vegetativen Plexus irritiert werden. In diesen Fällen werden an den Meßpunkten für die vegetativen Plexus eingesetzt:

die potenzierten Amalgame
die potenzierten Komponenten des Amalgams
homöopathische Begleitmittel.

Fall

48jähriger Patient, seit 6 Jahren rheumatische Beschwerden. Rückenschmerzen im Bereich des 4. und 5. Lendenwirbels, Schmerzen rechter Oberschenkel, rechter Arm, rechte Schulter vorne. Der Patient kann sich nicht bücken und keine schweren Koffer tragen, obwohl er ein kräftiger sportlicher Typ ist. Fehlhaltung des Körpers infolge Muskelverkrampfung. Eine Besserung der Muskelverkrampfung trat ein nach länger dauernden Massagen. Rezidiv nach wenigen Monaten. Der Patient kann keinen Sport mehr treiben. Alle fachärztlichen Untersuchungen ergaben keine Befunde, die zu einer gezielten Therapie hätten führen können.
November 1975: Herddiagnostik mittels EAV. Eine extrem starke Amalgamintoxikation belastet den gesamten Organismus. Für die Amalgamentfernung wird eine Begleittherapie ausgetestet. Der ortsansässige Zahnarzt in Übersee wird gebeten, 22 Amalgamfüllungen zu entfernen.
Verlauf (schriftlicher Bericht des Patienten):
Nach Entfernung der letzten Amalgamfüllung setzt eine langsame Besserung aller Beschwerden ein, die aber bald stagniert. Die zur Begleittherapie getesteten Medikamente reichten bis zur 15. Potenz.
Juni 1977: Nachkontrolle. Der Patient kann inzwischen wieder leichten Sport treiben, hat aber seine alte Leistungsfähigkeit noch nicht erreicht. Neuer EAV-Test: Alle vor 1 1/2 Jahren zur Begleitbehandlung getesteten Medikamente paßten noch, aber ab D 30. Dem Patienten wurden die getesteten Medikamente (potenziertes Amalgam und dessen Komponenten, homöopathische Begleit- und Dränagemittel und ein zusätzliches Konstitutionsmittel) als Kuf-Reihen mitgegeben mit der Anweisung, sich in 4wöchentlichen Abständen eine Mischinjektion geben zu lassen.
April 1980: Der Patient kommt anläßlich einer Geschäftsreise spontan in die Praxis und berichtet, daß er trotz erheblicher beruflicher Belastung seine alte Leistungsfähigkeit wiedererlangt habe, alle Beschwerden sind verschwunden. In der Rückschau stellt er fest, daß die entscheidende Wende eingetreten ist mit Beginn der Enttoxinisierungsbehandlung im Juni 1977, also vor fast 3 Jahren.

Fazit: „Der Körper vergißt nichts". Die Enttoxinisierungsbehandlung nach Amalgamentfernung ist ein integrierender Bestandteil der Gesamttherapie und muß konsequent durchgeführt werden.

Fall

33jähriger Patient, kachektisch, extreme Abmagerung, geht gebeugt, obwohl früher sportlicher Typ, kann vor Erschöpfung kaum sprechen, flüstert, muß viele Pausen sogar beim Flüstern machen, seit 8 Jahren Colitis ulcerosa bekannt.

In diesem Zustand suchte der Patient einen EAV-Arzt auf, der mittels Test als dominierende Belastung die Amalgamintoxikation erkannte. Der ortsansässige Zahnarzt des Patienten entfernte auf Anweisung des EAV-Arztes alle Amalgamfüllungen.
Erfolg: An dem Gesamtzustand des Patienten änderte sich nichts. Die zahnärztliche Kontrolle ergab: Der ortsansässige Zahnarzt hatte das gesamte Amalgam sorgfältig entfernt. Es waren keine Spannungen und Ströme in der Mundhöhle zu messen. EAV-Test: Stannum D 30 brachte eine Vielzahl von Meßpunkten auf den Skalenwert 50. Zur Therapie wurde nur Stannum met. D 30 gegeben. Danach erfogte eine schnelle Erholung mit Gewichtszunahme. Nach 3jähriger Krankheit und Arbeitsunfähigkeit konnte der Patient wieder seine Arbeit aufnehmen. In 4- bis 6wöchigen Abständen wurden die Gaben von Stannum met. aufsteigend im Sinne der Kuf-Reihe gegeben. Danach brauchte der Patient etwa 2mal jährlich eine Hochpotenz von Stannum metallicum, meistens eine D 200, zur Stabilisierung des Heilerfolges.
Fazit: Die mechanische Entfernung der Amalgamfüllungen ist nur ein Teil der Therapie und eigentlich nur die Voraussetzung, daß die homöopathische Hochpotenz zur Wirkung kommen kann. Die Beschwerden des Patienten paßten in das homöopathische Arzneimittelbild von Stannum. Für diesen Patienten ist Stannum sein Konstitutionsmittel.
Wenn ein Metall das Konstitutionsmittel eines Menschen ist, so spricht dieser auf „sein" Metall besonders intensiv an: negativ bei Verabreichung in Substanz, z.B. als Komponente im Amalgam, positiv auf eine homöopathische Hochpotenz. Die *Arndt-Schulz*sche Umkehrregel findet auch im zahnärztlichen Bereich ihre Gültigkeit.

Fall

36jährige Patientin, keine Belastungsfähigkeit, Leistungsschwäche, starke Abmagerung. Therapieresistenz gegenüber klinischen und biologischen Methoden. Nachdem *Mayr*-Kur, Neuraltherapie, Homöopathie keine Erfolge brachten, veranlaßte die behandelnde Ärztin für Naturheilverfahren die Entfernung der Amalgamfüllungen durch den Zahnarzt der Patientin. Nach Amalgamentfernung keine Besserung. Daraufhin wollte die Ärztin eine Enttoxinisierungsbehandlung mittels EAV veranlassen.
Bei der Inspektion der Mundhöhle waren keine Amalgamfüllungen mehr zu erkennen, dagegen mehrere Goldkronen und Brücken.
Der EAV-Test wurde für eine umfangreiche Enttoxinisierungsbehandlung angelegt.

Es wurden gemessen:
Kontrollmeßpunkte und Organmeßpunkte für Dickdarm, Dünndarm, Leber, Milz, Pankreas.

Ferner wurden gemessen:
Kreislaufmeridian, Lymphgefäß, Nervendegenerationsgefäß, Endokriner Meridian.

Beim Medikamententest paßten das potenzierte Amalgam und dessen Komponenten weder in der D 10 noch in den höheren Potenzen. Es wurden zum Ausgleich benötigt:

2 Ampullen ZW 21 Silberamalgam D 6
2 Ampullen HM 31 Mercurius solub. D 6
3 Ampullen HM 48 Argentum metallicum D 6

Damit waren die Lymphgefäßmeßpunkte 1., 1a., 2., 3. völlig ausgeglichen. Die Kontrollmeßpunkte und die Organmeßpunkte sowie die Meßpunkte für die oben genannten Funktionssysteme zeigten Wertverbesserungen zwischen 20 und 30 Skalenteilen, die Zeigerabfälle waren verschwunden. Dieser Testbefund spricht für das Vorliegen einer schweren Amalgamintoxikation. Der geplante Test für die Nachbehandlung wurde zum diagnostischen Test. Die scheinbare Diskrepanz zwischen EAV-Testbefund und klinischem Befund hatte ihre Ursache in nicht sichtbaren Amalgamfüllungen unter den Kronen. Unterfüllungen waren nicht gelegt.

Therapie
Entfernung der Brücken und Kronen und der darunter befindlichen Amalgamfüllungen. Provisorische Versorgung der Cavitäten und Kronenstümpfe. Danach konnte die Enttoxinisierungsbehandlung lege artis getestet und durchgeführt werden.
Erfolg: Die Gesichtshaut, besonders die Stirnhaut, hellten sich auf, das Grau verschwand. Die Augen leuchteten wieder, die Haare bekamen wieder Glanz. Erheblich verbessertes Allgemeinbefinden, langsames Ansteigen der Leistungsfähigkeit. Innerhalb von 3 Monaten 3 kg an Gewicht zugenommen.
Entwöhnungskrise: Darmbeschwerden, Herz- und Kreislaufbeschwerden. Hier mußten während der Enttoxinisierungsbehandlung noch zusätzliche homöopathische Mittel eingesetzt werden.

Allgemein gilt:
Nach exakter und sauberer Entfernung von Amalgamfüllungen werden zur Enttoxinisierungsbehandlung Amalgam und dessen Komponenten in der D 12 oder höher getestet. Gelingt der Ausgleich nur mit einer oder mehreren Ampullen D 6, ist noch Amalgam an unsichtbarer Stelle vorhanden:

als Reste von nicht exakt entfernten Füllungen,
als Rest einer früheren Amalgamfüllung unter einer Krone.
Als sogenannte Aufbaufüllung unter einer Krone.

Gelingt der Ausgleich mit einer Ampulle Amalgam oder dessen Komponenten in der D 8, ist dies ein Hinweis für eine schwache Belastung durch Amalgam. Auch in diesen Fällen sollten die Füllungsreste oder Amalgamfüllungen unter Kronen entfernt werden.

Zusätzliche medikamentöse Therapie nach Amalgamentfernung
Bei langanhaltender Amalgamintoxikation kann es zur Störung des Mineralhaushaltes im Organismus kommen, besonders des Kalziumspiegels.
Zur Kalksubstitution stehen u. a. folgende Mittel zur Verfügung:

Osspulvit von	Madaus
Ovocalcin von	Eckehard Apotheke in Singen

Iecorol von	Madaus	
Thohelur I	(für den Mann)	von Truw
Thohelur II	(für die Frau)	
Calcivitan von	Pascoe	

Weitere Mittel:
Weleda Aufbaukalk I und II
Mineralia Komplex von Staufen-Pharma
Meeresalgen-Tabletten der Firma roll + Co.
Algasan (Meeresalgen-Tabletten) der Firma Bioforce/Schweiz

Meeresalgen-Tabletten enthalten nach Herstellerangaben:
Vitamin E, Vitamin B 12, Jod, Kalzium, Phosphor, Eisen, Kupfer, Magnesium, Chlor, Mangan, Natrium, Kalium, Schwefel, Zink, Kobalt, Fluor, Silizium.
Milch in Verbindung mit Zitrus- oder Obstsäuren als Milchmixgetränk ist eine sehr gute Kalksubstitution.
Biomagnesin = Magnesium chloratum, Firma Madaus, bewirkt eine Steuerung des Resorptionsvorganges und ist ein Kalzium-Stabilisator im Blut.
Mittel für den Gewebseinbau und -umbau von Kalk. Stabilisatoren für Kalk

HM 18 Abrotanum
HM 10 Calcium carbonicum
HM 162 Calcium fluoratum
HM 37 Calcium jodatum
HM 9 Calcium phosph.
HM 310 Calcium silicium
HM 4 Silicea

Diese Medikamente werden im EAV-Test bezüglich Art und Potenz ermittelt. Meistens kommen mittlere Potenzen zur Anwendung. Eine Anwendung gemäß den Regeln der Homöopathie erfordert Können und Erfahrung.
Weitere Mittel zur Substitution fehlender Spurenelemente, besonders von Kalzium und Silizium sind:

Chelat-Tabletten der Firma Syn-Pharma
Kieselerde + Kalzium-Kapseln der Firma Flügge.

B. Die Therapie der Belastung durch Dentallegierungen

Die Therapie der Belastung durch Dentallegierungen läuft meistens in 2 Phasen ab:

1. Mechanische Entfernung der Inlays, Kronen, Brücken, Herauslassen von Modellgußprothesen.
2. Medikamentöse Nachbehandlung.

Zu 1. *Mechanische Entfernung der Inlays, Kronen, Brücken, Herauslassen von Modellgußprothesen*
Da es sich hierbei meistens um hochwertigen Zahnersatz handelt, sollte sehr

differenziert vorgegangen werden. Die fraktionierte Entfernung mit mehrfacher Zwischenkontrolle mittels EAV-Test und Spannungs- und Strommessung ist zu empfehlen.
Nicht selten findet der Untersucher drei und mehr verschiedene Legierungen in einer Mundhöhle vor.
Bei gleichzeitiger Anwesenheit mehrerer Metallarbeiten (Kronen, Brücken, Modellgußprothesen) in der Mundhöhle geben die Meßdaten aus der Erstuntersuchung (Spannungs- und Strommessung, EAV-Test) Auskunft über Art und unterschiedliche Intensitäten der Störfaktoren. Unabhängig von der Qualität einer Metallarbeit – beurteilt nach konventionellen zahnärztlichen Maßstäben – wird mit der Entfernung derjenigen Metallarbeit begonnen, von der die stärkste Belastung unter biologischen Aspekten ausgeht. Dies trifft gleichermaßen zu für EM-, NEM-Legierungen und edelmetallreduzierte Legierungen.
Nach Entfernung derjenigen Metallarbeit, die als der stärkste Störfaktor erkannt wurde, wird die Spannungs- und Strommessung wiederholt. Im EAV-Test wird das Reaktionsverhalten geprüft. Wenn eine als Störfaktor wirkende Metallarbeit aus dem Munde entfernt ist, wirkt sich dies sofort im neuen Testergebnis aus:

a) Der Ausgleich mit einer D 12 oder höheren Potenz einer Dentallegierung oder eines Metalles zeigt eine abklingende Belastung an. Sind noch weitere Metallarbeiten im Munde vorhanden, stören diese nicht.
b) Werden eine oder mehrere Ampullen D 6 einer Dentallegierung oder eines Metalles zum Ausgleich benötigt, gilt dies als Hinweis auf weitere Störfaktoren ausgehend von Metallarbeiten. In diesem Falle wird die nächste Metallarbeit entfernt. Danach wird wieder nachkontrolliert.

Der Arbeits- und Zeitaufwand bei diesem fraktionierten Vorgehen ist berechtigt aus folgenden Gründen:

1. Die Entfernung einer Brücke oder Krone bedeutet für die Pulpa ein zusätzliches Trauma.
2. Die Neuanfertigung einer Krone oder Brücke bedeutet für die Pulpa ein weiteres Trauma.
3. Die Entfernung von festsitzendem Zahnersatz und Neuanfertigung aus anderen Werkstoffen stellt für den Patienten eine erhebliche psychische und körperliche Belastung dar.
4. Bei vielen Patienten, deren Versicherungsträger nicht die vollen Kosten übernehmen, entstehen durch diese im Rahmen einer Herdtherapie durchzuführenden Maßnahmen erhebliche finanzielle Probleme.

   Das fraktionierte Vorgehen gestattet dem Zahnarzt, seine herdtherapeutischen Maßnahmen auf das biologisch sinnvolle Maß zu begrenzen. Somit kann er sein Tun vor seinem Gewissen, vor dem Patienten und eventuell auch vor dem Gutachter vertreten. Bei starker Metallbelastung wird nach Entfernung der Störfaktoren ein metallneutrales Zwischenstadium empfohlen.
   Der Zahnarzt entscheidet für seine Praxis, aus welchem Material er die Interimskronen- und brücken herstellt.

Zu 2. *Medikamentöse Nachbehandlung*
Nach Entfernung aller belastenden Dentallegierungen wird die medikamentöse Nachbehandlung ausgetestet. Dies geschieht nach der Systematik, wie sie bei der Amalgamenttoxinisierungs-Behandlung beschrieben wurde:

a) Potenzierte Legierungen:
ZW 19 Zahngold
ZW 27 Palladium-Silberlegierung
Sdf. Degu
ZW 22 Chrom-Kobalt-Molybdän-Legierung
Sdf. Kobalt-Chrom- Legierung ohne Beryllium
Sdf. Nickel-Chrom-Gallium-Molybdän-Legierung ohne Beryllium
Sdf. Nickel-Chrom-Beryllium-Legierung:

b) Potenzierte Metalle als Legierungsbestandteile:

HM 50	Aurum metallicum
HM 48	Argentum metallicum
HM 115	Palladium
HM 69	Platinum metallicum
HM 8	Stannum metallicum
HM 35	Zincum metallicum
HM 79	Cuprum metallicum
HM 104	Ferrum metallicum
HM 216	Cobaltum metallicum
HM	Aluminum metallicum
HM	Chromium metallicum
HM	Wolframium metallicum
Sdf.	Beryllium metallicum
Testreihen	(in gleicher Zusammensetzung wie die Kuf-Reihen):
	Gallium metallicum
	Molybdaenum metallicum
	Niccolum metallicum

c) Homöopathische Mittel zur Begleittherapie:
d) Homöopathische Dränagemittel:
e) Homöopathische Konstitutionsmittel:

Die unter c) bis e) genannten Mittel siehe Seite 128 und 129.

Die potenzierten Legierungen und Legierungsbestandteile sind dieselben, die auch zur Diagnostik der Belastung durch Dentallegierungen verwendet werden. Der Unterschied zwischen Diagnostik und Therapie besteht in der im EAV-Test zum Ausgleich benötigten Potenz.
Eine oder mehrere Ampullen D 6 einer Legierung oder eines Legierungsbestandteiles sind Ausdruck einer starken Belastung. Nach Entfernung aller belastenden Metalle werden im EAV-Test zum Ausgleich die Potenzen D 12 oder höher benötigt. Die medikamentöse Nachbehandlung wird mit diesen Potenzen begonnen.

Das Reaktionsverhalten der Patienten nach Metallentfernung ist verschieden:

a) Es sind Potenzsprünge innerhalb der Kuf-Reihe zu testen: So kann es vorkommen, daß man auf eine D 15 beim nächsten Besuch eine D 60 testet.
b) Einige Patienten benötigen wiederholt die gleiche Potenz.
c) Andere Patienten wiederum benötigen nach Metallentfernung überhaupt keine weitere Enttoxinisierungsbehandlung. Es sind dann keine Potenzen der Legierungen oder Legierungsbestandteile mehr im Test einzusetzen.
   Auf diese individuellen Verschiedenheiten sollte während der Nachbehandlung eingegangen werden.

Die Entfernung von Dentallegierungen, die als Störfaktoren wirken, wird von den Patienten immer als große Erleichterung empfunden. Eine Vielzahl von Symptomen verschwindet sofort, siehe Fallberichte auf Seite 39 bis 41.
Bei vielen Patienten ist die Entfernung belastender Dentallegierungen eine Vorbedingung für das Ansprechen auf verschiedene biologische Therapieformen.
Eine Therapie nur mit getesteten Medikamenten – potenzierte Legierungen, potenzierte Metalle, homöopathische Begleit- und Dränagemittel ohne Entfernung der eigentlichen Ursache – bringt nicht den gewünschten Dauererfolg.
Kann aus irgendwelchen Gründen eine belastende Dentallegierung nicht entfernt werden, mag der Versuch unternommen werden, eine getestete medikamentöse Therapie in eine ganzheitliche Mesenchymreaktivierungsbehandlung nach *Voll* mit einzubeziehen. Dadurch kann sich in manchen Fällen die Toleranz gegenüber einer sonst unverträglichen Dentallegierung erhöhen. Die geplante Entfernung von Metallarbeiten läßt sich auf einen späteren günstigeren Termin verschieben.

VII. EAV-Test der Verträglichkeit von dentalen Werkstoffen

Vorbemerkung
So wie es möglich ist, eine von dentalen Werkstoffen ausgehende übergeordnete Belastung nach Stärke und Wirkungsrichtung zu testen, so ist es auch möglich, mittels EAV-Test diejenigen Werkstoffe zu ermitteln, die ein Patient verträgt. Somit kann vermieden werden, daß dentale Werkstoffe zu Störfaktoren werden, die eine belastende Einwirkung = negative Steuerungsfunktion auf die Energieleitbahnen haben und die Regulationsfähigkeit des Körpers beeinträchtigen.
Der Werkstoffverträglichkeitstest erfolgt *vor* der Planung einer prothetischen oder konservierenden Behandlung.
Es dürfte wohl kaum einen dentalen Werkstoff geben, der von allen Patienten gleichermaßen gut vertragen wird. Dies gilt für Dentallegierungen (EM-Legierungen, NEM-Legierungen, EM-reduzierte Legierungen), für Prothesenkunststoffe (Basismaterial, Zähne), für Füllungsmaterialien, für Medikamente. Der Zahnarzt hat die Aufgabe, für denjenigen Patienten, der sich ihm anvertraut, die Werkstoffe herauszufinden, die er aufgrund seiner Situation zum Zeitpunkt des Testes verträgt. Somit ist das Ergebnis eines Werkstoffverträglichkeitstestes immer individuell zu sehen.

A. Verträglichkeitstest für Dentallegierungen

1. *Voraussetzungen*

a) Es sollen keine Amalgamfüllungen mehr im Munde sein. Wenn noch eine Amalgamintoxikation besteht, kommt es im Verträglichkeitstest zu Ungenauigkeiten.
b) Es sollen nach Möglichkeit keine störenden EM- oder NEM-Legierungen im Munde sein. Herausnehmbare Modellgußprothesen aus belastenden Materialien müssen mindestens 12 Stunden, besser noch 24 Stunden vor dem Verträglichkeitstest aus dem Munde entfernt werden. Festsitzender Zahnersatz aus störenden Legierungen (festgestellt in der ersten Diagnostikphase) sollte möglichst entfernt und durch Interimskronen und Brücken aus nichtmetallischen Materialien ersetzt sein.
c) Es dürfen keine Spannungen und Ströme in der Mundhöhle vorhanden sein, die den EAV-Test belasten und das Ergebnis verwaschen.

2. *Meßpunkte*

Die Metalle können zunächst das Nervensystem und das Endokrinium belasten. Beide Systeme üben ihrerseits eine steuernde Funktion im Organismus aus. Diese Tatsachen sind bekannt aus den Arzneimittelprüfungen der Homöopathie und aus Tierexperimenten. Ob jedoch eine übergeordnete störende Belastung stattfindet, muß im Einzelfall überprüft werden.
Da die neurovegetative Komponente bei einer fachübergreifenden Belastung durch Metalle im Vordergrund steht, ergibt sich daraus die Auswahl der Meßpunkte für den Verträglichkeitstest von Dentallegierungen:

Meßpunkt 1a. Nervendegenerationsgefäß = SMP vegetatives Nervensystem
Meßpunkt 1b. Nervendegenerationsgefäß = KMP zentrales und peripheres Nervensystem
Meßpunkt 1., 2., 3. Nervendegenerationsgefäß
Meßpunkt 1b. Dreifacherwärmer (endokriner Meridian) = KMP endokrine Drüsen
Meßpunkt 1., 2., 3. Dreifacherwärmer
Meßpunkt Ganglion pterygopalatinum gelegen auf einem Sekundärgefäß zwischen 1a. Gallenblase und 1a. Dünndarm.
Plexuspunkte der Organe

Von untergeordneter Bedeutung beim Verträglichkeitstest von Dentallegierungen sind die Meßpunkte:
Meßpunkt 1b. Allergiegefäß = KMP Allergie für den gesamten Körper
Meßpunkt 1., 2., 3. Allergiegefäß

An den oben genannten Meßpunkten läßt sich der Verträglichkeitstest für Dentallegierungen in angemessener Zeit durchführen, ohne daß die Aussage, welche Legierung vertragen wird, geschmälert wird. Der sehr zeitaufwendige EAV-Test an allen Kontrollmeßpunkten, an allen differenzierten Meßpunkten für Organe und Funktionssysteme läßt einen umfassenden Einblick in das bioenergetische Reaktionsverhalten des Patienten auf Dentallegierungen zu, bringt aber im Hinblick auf die Aussage, welche Legierung vertragen wird, keine weiteren Erkenntnisse.

3. *Prüfkörper*
Die Hersteller von Dentallegierungen liefern ihre Produkte in Stücken von ca. 1 g Gewicht, sogenannte „Gußplättchen". Diese dienen als Prüfkörper. Die Legierungshersteller machen Angaben über die Zusammensetzung ihrer Produkte, sind aber nicht verpflichtet, Bestandteile zu deklarieren, die nur in sehr geringen Mengen in einer Legierung enthalten sind. In langjähriger Beobachtung und bei einer großen Zahl von Materialverträglichkeitstesten konnte ich immer wieder feststellen, daß die verschiedenen EM-Legierungen des einen Herstellers nicht toleriert wurden, während die analogen Produkte eines anderen Herstellers im EAV-Test die Zeigerkriterien für eine Verträglichkeit hervorriefen.
Beim Verträglichkeitstest imponiert immer wieder, wie unterschiedlich das bioenergetische Reaktionsverhalten der Testpersonen auf EM-Legierungen gleicher Karat-Zahl aber von verschiedenen Herstellern ist. Ferner konnte ich bei vielen durchgeführten Verträglichkeitstesten beobachten, daß es Patienten gibt, die sehr gut eine EM-reduzierte oder eine NEM-Legierung vertragen. Jedoch bestehen zwischen den einzelnen Legierungen innerhalb einer Legierungsgruppe (EM-, NEM- oder EM-reduzierte Legierungen) erhebliche Unterschiede bezüglich der bioenergetischen Verträglichkeit. Man muß manchmal sehr lange suchen, um für den vorliegenden Einzelfall die optimale Legierung herauszufinden.
Aus den oben genannten Gründen empfiehlt es sich, von wenigstens zwei verschiedenen Legierungsherstellern alle Dentallegierungen (EM-, NEM- und EM-reduzierte Legierungen) in Form von Gußplättchen als Prüfkörper am Testplatz bereitzuhalten.

Die Firma Ögussa, Gumpendorfer Str. 83–85, A–1061 Wien, wird im Laufe des Jahres 1985 eine Legierungskassette für Testzwecke (Testsatz) herausbringen. Dadurch läßt sich der Verträglichkeitstest rationeller durchführen.

4. *Das Vorgehen beim Verträglichkeitstest*

a) Messung der oben genannten Meßpunkte. Bei Werten über 65 Skalenteile (Dermatron) Ausgleich auf 50 Skalenteile durch Testampullen oder Kippschwingungsimpulse.
   Einstellung am Dermatron: positiv gleichgerichtete Kippschwingungsimpulse, 10 Hertz, Intensitätsskala 0,1.
b) Prüfkörper auf den Sockel der Wabe legen.
   Obige Meßpunkte wieder messen. Meßwerte notieren.
c) Prüfkörper entfernen. Meßwerte überprüfen.
   Neuen Prüfkörper erst wieder auf den Sockel der Wabe legen, wenn der Ausgangswert sich wieder eingestellt hat. Sollte dies nicht der Fall sein, wird mit einigen Kippschwingungsimpulsen der Skalenwert 50 wieder hergestellt und damit die Ausgangsposition für die Prüfung der nächsten Legierung geschaffen. Dieser Prüfvorgang wird für jede Legierung einzeln nacheinander durchgeführt.

5. *Auswertung der Meßergebnisse*

Die Verträglichkeit gegenüber einer Legierung äußert sich dadurch, daß der Zeigerwert 50 Skalenteile gehalten wird, wenn der Prüfkörper auf der Wabe liegt.
Die Unverträglichkeit gegenüber einer Legierung äußert sich dadurch, daß folgende Zeigerkriterien zu beobachten sind: Zeigerschnellen, Zeigerhochstand, Zeigerabfall.
Zeigerschnellen und Zeigerhochstand treten nicht immer auf. Das wichtigste Kriterium ist der Zeigerabfall, der schon nach Anstieg bis auf 60 bis 70 Skalenteile eintritt und bei besonders schwerer Belastung der bioenergetischen Ebene des Patienten bis auf unter 50 Skalenteile gehen kann. Wird der Prüfkörper entfernt, kann dieser Zeigerabfall noch einige Minuten später gemessen werden. Dieser „Nachhalleffekt“ ist der meßtechnische Ausdruck einer extrem starken Belastung durch den Prüfkörper. Aus diesem Grunde darf der Zeittakt der Prüfung nicht zu kurz sein. Ein starker Nachhalleffekt ist mit Kippschwingungsimpulsen auszugleichen, so daß der Skalenwert von 50 ohne Zeigerabfall wieder erreicht wird als Ausgangsposition für die nächste Prüfung. Bei Nichtbeachtung dieser bioenergetischen Grundlagen im EAV-Test kann es passieren, daß eine verträgliche Legierung womöglich als unverträglich deklariert wird, da sie während der Nachhallzeit der vorigen – unverträglichen – Legierung getestet wurde.

6. *Qualitäts- und Quantitätsprüfung*

Der bisher beschriebene Vorgang bezieht sich auf die Frage, ob eine Legierung überhaupt vertragen wird oder nicht, stellt also eine Qualitätsprüfung dar.
Bei sehr sensiblen Patienten ist auch die Quantitätsprüfung zu empfehlen. Es werden jetzt von der als verträglich getesteten Legierung nach und nach mehr Gußplättchen auf den Sockel der Wabe gelegt, bis die Gewichtsmenge für die

geplante prothetische Arbeit erreicht ist. Solange der Zeigerwert auf 50 Skalenteile (Dermatron) bleibt und kein Zeigerabfall auftritt, wird die auf der Wabe liegende Legierungsmenge vertragen. Wenn eine Legierung beim Qualitätstest sich als verträglich herausstellt, so wird sie in der Regel auch in der Menge vertragen, die für eine prothetische Wiederherstellungsarbeit erforderlich ist. Dies gilt auch für kombinierte Arbeiten (Brücke und Modellgußprothese), bei denen größere Mengen einer Dentallegierung benötigt werden. Eigene Beobachtungen zeigen, daß eine begrenzte Verträglichkeit von solchen Dentallegierungen, die sich beim Qualitätstest als verträglich erweisen, als Hinweis auf Herde, Störfaktoren und Störfelder zu deuten ist. Die verträgliche Gewichtsmenge von z.B. 7 bis 10 g einer primär verträglichen Dentallegierung bedeutet eine erhebliche Einschränkung bei einer umfangreichen prothetischen Versorgung. In derartigen Fällen hat der Zahnarzt eine konsequente Herdtherapie durchzuführen. Besonderer Wert ist zu legen auf die Entfernung devitaler Zähne und chronischer Ostitiden. Danach werden weitere Kopfherde (siehe Buch *Voll* „Kopfherde") therapiert.
In derartigen Fällen ergibt die Hinweisdiagnostik mittels EAV (Messung aller Kontrollmeßpunkte der Organmeridiane) sehr häufig Störungen im Bauchraum. Nach erfolgreicher Therapie dieser Störungen wird der Verträglichkeitstest wiederholt. In den meisten Fällen zeigt sich dann eine so stark verbesserte Regulationsbreite, daß die erforderliche Gewichtsmenge einer primär verträglichen Dentallegierung jetzt toleriert wird.
Nach Durchführung des Qualitäts- und Quantitätstestes erhält das zahntechnische Labor die strikte Anweisung, aus der als verträglich getesteten Legierung den Zahnersatz herzustellen.

7. *Kontrolle der Laborarbeit*
Vor Eingliederung von Zahnersatz aus Dentallegierungen kann folgende Qualitätskontrolle durchgeführt werden:

Messung der oben genannten Meßpunkte.
Ausgleich auf 50 Skalenteile.
Die einzusetzende Krone, Brücke, Modellgußprothese wird auf die Wabe gelegt.
Messen der Meßpunkte.
Wird der Skalenwert 50 (Dermatron) gehalten, kann die prothetische Arbeit eingesetzt werden.
Wird der Skalenwert 50 nicht gehalten und tritt Zeigerabfall auf, obwohl im Qualitäts- und Quantitätstest die Legierung als verträglich befunden wurde, ist dies ein Hinweis darauf, daß das zahntechnische Labor die Legierung nicht lege artis verarbeitet hat. Siehe Abschnitt „Die Arten der Metallunverträglichkeit", Seite 42.

Fall
42jährige Patientin, Trigeminusneuralgie links im Bereich des 2. und 3. Astes. Zusätzlich Kopfschmerzen, die sich über das Gebiet mehrerer Meridiane erstrecken.
Ursache: mehrfache odontogene Herde, Narben nach Wurzelspitzenresektionen

an Zähnen 21, 22, 23. Unverträglichkeit der EM-Legierung einer Metallkeramikbrücke.
Nach Beendigung der Herdtherapie, die in mehreren Etappen mit laufenden Zwischenkontrollen mittels EAV-Test ablief, trat völlige Beschwerdefreiheit ein.
Vor der prothetischen Behandlung wurden die verträglichen Materialien mittels EAV-Test ermittelt. Das zahntechnische Labor erhielt die genaue Anweisung, aus einer bestimmten Goldlegierung und einem bestimmten Kunststoffverblendmaterial (die Legierungen für Metallkeramik wurden nicht vertragen) eine Brücke anzufertigen. Bei der Einprobe der Brücke im Munde wurde die Strom- und Spannungsmessung durchgeführt.

Ergebnis:

600 mV
18 μA

Daraufhin wurde der EAV-Test durchgeführt mit der Brücke im Munde, die noch nicht endgültig festzementiert war, sondern nur lose den Präparationsstümpfen auflag.

Die Meßpunkte:

Kontrollmeßpunkt Nervendegenerationsgefäß
1a. Nervendegenerationsgefäß
3. Nervendegenerationsgefäß
1., 2., 3. Drei E

die am Ende der Herdtherapie normale Werte ohne Zeigerabfall aufwiesen, hatten jetzt hohe Werte mit starkem Zeigerabfall. Nach Herausnahme der Brücke aus dem Munde dauerte es etwa 15 Minuten, bis die Meßpunkte wieder die Anfangswerte hatten, obwohl die Brücke höchstens 10 Minuten im Munde verweilte. Nach Ausgleich der Meßpunkte auf den Skalenwert 50 wurde die Brücke wie ein Prüfkörper auf die Wabe gelegt. Wieder Zeigerhochstände und Zeigerabfälle an den oben genannten Meßpunkten. Ausgleich mit drei Ampullen HM 115 Palladium D 6.

Schlußfolgerung: Das zahntechnische Labor hatte mehrfache Fehler gemacht:
1. Die Anweisung bezüglich des Materials wurde nicht verwirklicht.
2. Durch Überhitzung und zu starke Abkühlung trat eine Entmischung der Legierung ein.
3. Unsaubere Gußstellen, sogenannte Lunker, wurden „ausgebessert".

Aufgrund dieses Testergebnisses konnte vorausgesagt werden, daß diese nicht lege artis hergestellte Brücke nach ihrem endgültigen Einsetzen den locus minoris resistentiae der Patientin erneut belastet hätte und es dann zu einem Rezidiv gekommen wäre.
Konsequenz: Die Brückenarbeit mußte wiederholt werden.
Da sich die Empfehlung, Kronen, Brücken und Modellgußprothesen vor dem endgültigen Einsetzen in der oben beschriebenen Weise (Spannungs- und Strommessung, EAV-Test) zu überprüfen, nicht allgemein durchsetzen läßt, sollten zumindest Stichproben in regelmäßigen Abständen vorgenommen werden. So lassen sich die

durch unsaubere Laborarbeit induzierten Fälle von Metallunverträglichkeit vermeiden.

Aus der Erfahrung zahlreicher Werkstoffverträglichkeitsteste und Herduntersuchungen ist festzustellen:

1. Die zunehmende Umweltbelastung mit der Summation verschiedenster Toxine wird immer mehr zur Innenweltbelastung der Menschen.
2. Vorbelastete Patienten – ihre Zahl ist im Steigen – haben eine geringe Toleranzbreite gegenüber dentalen Werkstoffen.
3. Da die Störung der bioelektrischen und biomagnetischen Ebene des Menschen unabhängig von der Menge des Störfaktors ist – dieses rein qualitative Problem zeigt besonders deutlich der Materialverträglichkeitstest – können auch Legierungsbestandteile in kleinsten Mengen eine Rolle spielen.
4. Es gibt Patienten, die weder EM-reduzierte Legierungen noch NEM-Legierungen vertragen.
   Es gibt Patienten, die keine EM-Legierungen vertragen, auch keine hochedelmetallhaltigen Legierungen. Diese Patienten vertragen laut Testergebnis EM-reduzierte oder NEM-Legierungen.

   Einen Beitrag zum Verständnis dieser Beobachtungen kann das Wissen um die homöopathischen Konstitutionstypen leisten. Hierauf weist *Voll* in seinem Buch „Kopfherde" hin. Siehe auch *Beuchelt*: „Konstitutions- und Reaktionstypen in der Medizin mit Berücksichtigung ihrer therapeutischen Auswertbarkeit in Wort und Bild". 6. Auflage, Haug-Verlag. Es muß ausdrücklich betont werden, daß der Verträglichkeitstest von Dentallegierungen immer nur eine Aussage für den jeweils zu testenden Patienten darstellt. Vor jeder Verallgemeinerung muß gewarnt werden, auch wenn bestimmte Testbilder und Testergebnisse bei vorbelasteten Personengruppen wiederholt zu beobachten sind.
5. Der Verträglichkeitstest von Dentallegierungen ist als Teilmaßnahme im Rahmen einer ganzheitlichen Diagnose und Therapie zu sehen. Bei der heutigen Umweltbelastung kann bei scheinbar Gesunden ein biologisch nicht verträglicher Werkstoff die Wende zur chronischen therapieresistenten Krankheit herbeiführen. Da eine derartige Entwicklung im EAV-Test vorhersehbar ist, fällt dem Zahnarzt bei der Planung einer prothetischen Arbeit mit dem Wissen um diese Vorgänge eine schwere Verantwortung zu.

B. Verträglichkeitstest für Prothesenkunststoffe

Aufgabenstellung: Wenn bei einem Problempatienten mittels EAV-Test eine Unverträglichkeit gegenüber seiner Prothese diagnostiziert wurde, ist jetzt herauszufinden, welche Werkstoffe er toleriert: Basismaterial, Zähne, Klammern.

1. *Voraussetzung für den Verträglichkeitstest*

Die belastende Prothese sollte für 24 Stunden aus dem Munde entfernt bleiben. Wenn dies nicht möglich ist, sollte sie wenigstens am Vorabend des Testes herausgenommen werden und der Test am nächsten Tag möglichst am frühen Vormittag stattfinden. Bei starker Belastung durch die Prothese und eingeschränkter Regulationsfähigkeit des Vegetativen Grundsystems kann noch einen Tag nach Entfernung der Prothese aus dem Munde ein Nachhalleffekt – abklingende Belastung – getestet werden. In dieser für den Verträglichkeitstest ungünstigen Ausgangsposition muß damit gerechnet werden, daß kein Prothesenkunststoff als verträglich zu testen ist. Die abklingende Belastung wird dann durch Testampullen ausgeglichen, wie es im Kapitel „Diagnostik der Belastung durch Prothesenkunststoffe" Seite 47 beschrieben ist.

2. *Meßpunkte*

Die meisten Fälle von Prothesenunverträglichkeit – soweit sie auf die Werkstoffe selbst und nicht auf andere Ursachen zurückzuführen sind – zeigen Symptome in der Mundhöhle. Siehe Kapitel „Belastung durch Prothesenkunststoffe".
Somit kommen für den Verträglichkeitstest folgende Meßpunkte infrage:

6 Kiefermeßpunkte (partielle Summationsmeßpunkte)
3. Meßpunkt Allergiegefäß
3. Meßpunkt Nervendegenerationsgefäß
Da die Mundhöhle energetisch mit dem gesamten Organismus verbunden ist, können auch noch andere Meßpunkte herangezogen werden, z.B. Meßpunkt 1a. Nervendegenerationsgefäß, Meßpunkt 1a. Allergiegefäß.
Weitere für den jeweiligen Fall relevante Meßpunkte siehe Kasuistik.
Über die angeführten Meßpunkte ist eine exakte Aussage möglich. Wird ein größerer Einblick in die Belastbarkeit der bioenergetischen Ebene gewünscht, können für den Verträglichkeitstest alle Kontrollmeßpunkte und differenzierten Meßpunkte für Organe und Funktionssysteme herangezogen werden.

3. *Prüfkörper*

a) Prothesenbasis. Beim Verträglichkeitstest von Dentallegierungen werden die Produkte der Hersteller *vor* der Verarbeitung im zahntechnischen Labor überprüft. Beim Verträglichkeitstest von Prothesenkunststoffen werden die Produkte der Hersteller nicht im Rohzustand überprüft, sondern in dem Zustand, wie sie vom Labor *nach* einer Verarbeitung lege artis geliefert werden. Daraus resultiert, daß der Zahnarzt sich von seinem zahntechnischen Labor verschiedene Prüfkörper aus handelsüblichen Basiskunststoffen herstellen läßt, wobei auf strengste Einhaltung der Verarbeitungsvorschriften zu achten ist. Die Form der Prüfkörper spielt keine Rolle.

b) Prothesenzähne. Diese werden als Fertigfabrikate geliefert. Es ist empfehlenswert, von verschiedenen Zahnfabriken die gängigsten Produkte als Prüfkörper bereitzuhalten. Dabei ist zu unterscheiden zwischen Frontzahn- und Backenzahngarnituren. Es genügt jeweils ein Zahn aus einer Garnitur als Prüfkörper. Dem Autor hat es sich bewährt, neben den Kunststoffzähnen, die heute wohl am meisten verwendet werden, auch Prozellanzähne als Prüfkörper in den Bestand aufzunehmen. Bei extrem kunststoffempfindlichen Patienten muß man gelegentlich auf Porzellanzähne zurückgreifen.

c) Material für Klammern. Für Gußklammern dienen die „Gußplättchen" der Dentallegierungen als Prüfkörper, siehe oben. Für gebogene Klammern dienen kleine Stückchen aus Klammerdraht als Prüfkörper. Neben dem üblichen Klammerdraht (V_2A-Stahl) sollte auch ein Klammerdraht aus einer EM-Legierung als Prüfkörper im Bestand sein.

4. *Das Vorgehen beim Verträglichkeitstest*

a) Herstellung der Testvoraussetzung. Kein Zeigerschnellen, kein Zeigerhochstand, kein Zeigerabfall an den ausgewählten Meßpunkten. Am besten Skalenwert 50 über Testampullen oder Kippschwingungsimpulse herstellen.

b) Prüfkörper auf den Sockel der Wabe legen. Meßpunkte wieder messen und Werte notieren.

c) Prüfkörper entfernen. Meßwert überprüfen. Neuen Prüfkörper erst wieder auf die Wabe legen, wenn der Anfangswert sich wieder eingestellt hat. Sollte dies nicht der Fall sein, wird mit einigen Kippschwingungsimpulsen der Skalenwert 50 wiederhergestellt und damit die Ausgangsposition für die Prüfung des nächsten Prüfkörpers geschaffen. Dieser Vorgang wird für jeden Prüfkörper einzeln nacheinander durchgeführt.

5. *Auswertung der Meßergebnisse*

Die Verträglichkeit gegenüber einem Prothesenmaterial (Kunststoff für die Basis, Zähne, Klammermaterial) äußert sich dadurch, daß der Zeigerwert von 50 Skalenteilen gehalten wird, wenn der Prüfkörper auf der Wabe liegt. Ein Anstieg des Zeigers auf 60 Skalenteile ohne Zeigerabfall gilt auch noch als Ausdruck der Verträglichkeit.

Die Unverträglichkeit gegenüber einem Prothesenmaterial äußert sich dadurch, daß folgende Zeigerkriterien zu beobachten sind: Zeigerschnellen, Zeigerhochstand, Zeigerabfall. Wenn bei einem Meßwert von 50 bis 70 Skalenteilen ein Zeigerabfall auftritt, der vorher nicht vorhanden war, gilt dies als testmäßiger Ausdruck einer Unverträglichkeit.

Der Nachhalleffekt ist zu berücksichtigen, siehe Verträglichkeitstest von Dentallegierungen.

6. *Kontrolle der Laborarbeit*

In jedem Labor können Fehler bei der Verarbeitung eintreten. Die Schnellreparatur dieser Fehler mit Hilfe selbsthärtender Kunststoffe kann zu schwersten Folgen bei den Patienten führen (siehe Kasuistik).

Es ist empfehlenswert, eine neu einzusetzende Prothese, die vom Labor aus den als verträglich getesteten Werkstoffen hergestellt ist, auf ihre Verträglichkeit zu überprüfen. Es gilt analog dasselbe wie für den Verträglichkeitstest von fertigen Arbeiten aus Dentallegierungen, siehe dort.

Diese Kontrolle erweist sich als nützlich bei unseren Problempatienten, auf die dieser zusätzliche Aufwand begrenzt bleiben sollte.

C. Verträglichkeitstest für weitere dentale Werkstoffe

Vorbemerkung: Außer den Dentallegierungen für Inlays, Kronen, Brücken, Modellgußbasen und den Prothesenwerkstoffen gibt es noch weitere dentale Werkstoffe, die bei vorbelasteten Patienten zu Unverträglichkeitserscheinungen führen können. Für den Verträglichkeitstest gelten dieselben Bedingungen und Voraussetzungen, wie bereits bei den Dentallegierungen und den Prothesenwerkstoffen beschrieben. Nur die Prüfkörper sind andere.

1. *Verblendmaterial aus Kunststoff für Kronen und Brücken*
Von den handelsüblichen Fabrikaten läßt sich der Zahnarzt von seinem Labor Prüfkörper herstellen unter denselben Bedingungen wie bei einer Verblendarbeit. Lediglich die Metallegierung entfällt, da diese gesondert zu überprüfen ist.

2. *Keramikmassen für die Aufbrennkeramik*
Hierfür gilt dasselbe wie für die Verblendmaterialien aus Kunststoff. Am besten ist ein Prüfkörper, der aus verschieden gefärbten Massen gemischt und gebrannt ist.

3. *Cerestore-Krone*
Hier dient eine Krone als Prüfkörper. Bei extrem metallempfindlichen Patienten läßt sich mit Cerestore-Kronen und kleinen Cerestore-Brücken noch manches Problem lösen.

4. *Implantate*
Implantate werden aus verschiedenen Materialien hergestellt. Von jedem Material wird ein Implantat als Prüfkörper am Testplatz bereitgehalten.

5. *Füllungsmaterialien aus Kunststoff*
Der heutige Markt bietet eine Fülle derartiger Produkte an. Es kommen laufend weitere Produkte dazu, denen immer bessere Eigenschaften von seiten der Hersteller attestiert werden. Für Problempatienten gilt allein das Kriterium der Verträglichkeit auf der bioenergetischen Ebene. Es ist zu empfehlen, einige Prüfkörper aus den Produkten verschiedener Hersteller unter den üblichen Praxisbedingungen und Verarbeitungsvorschriften herzustellen.

6. *Füllungszemente*
Da es immer wieder Patienten gibt, die die modernen Kunststoff-Füllungen nicht vertragen, muß man gelegentlich auf Zemente ausweichen, zumindest als Interimslösung. Unter den üblichen Praxisbedingungen und Verarbeitungsvorschriften werden verschiedene Zemente angerührt und nach Aushärtung als Prüfkörper verwendet.

7. *Befestigungszemente*
Es gilt dasselbe wie für Füllungszemente.

8. *Wurzelfüllmaterialien*
Es gilt dasselbe wie für Zemente.

9. *Unterfüllungen aus Zinkoxyd-Nelkenöl*
Es gilt dasselbe wie für Zemente.

Schlußbetrachtung

Das Problem der Werkstoffunverträglichkeit ist immer individuell zu sehen. Vor jeder Verallgemeinerung muß gewarnt werden. Wenn bestimmte Patienten mit bestimmter Disposition einige zahnärztliche Werkstoffe nicht vertragen, so ist dies kein Grund, auf diese Werkstoffe generell zu verzichten. Sonst wäre eine moderne Zahnheilkunde nicht mehr möglich. Der Autor hat in einer Vielzahl von Fällen mit extremer Empfindlichkeit aus dem reichen Arsenal der heutigen Zahnheilkunde immer noch einen verträglichen Werkstoff gefunden, so daß auch für Problempatienten mit starker Vorbelastung eine prothetische Versorgung lege artis ermöglicht werden konnte. Die Differenzierung der individuellen Verträglichkeit war nur möglich über den EAV-Test.

Fall

55jährige Patientin, der linke Arm kann nicht gehoben werden, die linke Schulter kann nicht bewegt werden. Es war von seiten einer Universitätsklinik eine Operation geplant, zu der die Patientin ihre Einwilligung verweigerte. In etwa zweijährigen gemeinsamen Bemühungen eines EAV-Arztes und EAV-Zahnarztes (konsequente Entherdung des Gebisses) entstanden in Schulter und Arm völlige Schmerzfreiheit und normale Beweglichkeit. Aufgrund des Zahnverlustes benötigte die Patientin im Unter- und Oberkiefer Teilprothesen. Vor deren Anfertigung wurde der Verträglichkeitstest für Prothesenmaterialien durchgeführt. Das zahntechnische Labor arbeitete exakt nach den Anweisungen, die Prothesen wurden toleriert. Etwa 3 Jahre später mußte ein Zahn im Unterkiefer extrahiert werden. Der Ersatz erfolgte durch eine Erweiterung an der Unterkieferprothese. Dies ist für Zahnarzt und Labor eine relativ geringfügige Routinearbeit. Als die Prothese – erweitert um den einen Zahn – etwa 2 Stunden im Munde war, konnte die Patientin den linken Arm wie vor etwa 5 Jahren nicht mehr bewegen. Sie nahm die Prothese heraus, etwa einen halben Tag danach stellte sich die Beweglichkeit wieder ein.

EAV-Test an den Meßpunkten:

2., 3. Nervendegenerationsgefäß
2., 3. Allergiegefäß
Kontrollmeßpunkt Dickdarm
Kontrollmeßpunkt Dünndarm
6 Kiefermeßpunkte

Erster Testgang ohne die erweitere Unterkieferprothese.
Zum Ausgleich der Meßwerte wurde eingesetzt

ZW 17 Autopolymerisat D 8.

Zweiter Testgang mit der Prothese im Munde: Alle oben genannten Meßpunkte wiesen Zeigerschnellen und stärkste Zeigerabfälle auf.
Ausgleich mit:

ZW 17 Autopolymerisat D 6

Für den Ausgleich an den Meßpunkten 2. und 3. Nervendegenerationsgefäß waren vier Ampullen Autopolymerisat D 6 erforderlich.
Beurteilung des Testergebnisses: Stärkste akute Belastung des gesamten Organismus durch Autopolymerisat. Das Labor hatte nicht den vorgeschriebenen Werkstoff für die relativ kleine Änderung der Prothese (Erweiterung um einen Zahn), sondern einen selbsthärtenden Prothesenkunststoff verwendet. Dieses Verfahren ist zwar üblich, jedoch in vielen Fällen vom bioenergetischen Standpunkt nicht vertretbar.

Therapie:
Der selbsthärtende Kunststoff einschließlich ergänztem Zahn wurde weiträumig aus der Prothese ausgefräst. Es wurde ein neuer Zahn eingesetzt mit dem als verträglich getesteten Kunststoff. Dieser wurde unter Druck 16 Stunden polymerisiert. Ein derartig hergestellter Prüfkörper wurde beim Verträglichkeitstest als unbedenklich herausgefunden. Die derartig geänderte Prothese konnte ohne jegliche Unverträglichkeitserscheinungen getragen werden.
Abschließende Bemerkung zu diesem Fall: Ein unverträglicher Prothesenwerkstoff kann nicht nur Symptome in der Mundhöhle hervorrufen, sondern das gesamte bioenergetische System des Körpers in Disharmonie bringen und alte überwunden geglaubte Schwachpunkte wieder akut werden lassen.

Fall
52jährige Patientin, totale Oberkieferprothese, Brennen und Druckgefühl am Gaumen, hörte auf, wenn die Prothese entfernt wurde, fing wieder an, wenn die Prothese wieder eingesetzt wurde.
Das Einlegen in 85%igem Alkohol blieb sine effectu.
Ebenso führte die Nachpolymerisierung zu keinem Erfolg.

Test am 12. 11. 1976 mit Prothese.
Test am 13. 11. 1976 ohne Prothese.

Testergebnis
In der Prothese muß irgendwann einmal selbsthärtender Kunststoff eingearbeitet worden sein zur Unterfütterung, Reparatur oder einer nachträglichen Korrektur eines Fehlers im Labor. Die Patientin war außerdem gegen den Farbstoff des Paladons überempfindlich. Vertragen wurde Paladon ohne Farbstoff.
Selbsthärtender Kunststoff darf für diese Patientin in Zukunft nicht verwendet werden, auch nicht für eventuelle Reparaturen oder Unterfütterungen.
Das Eindrucksvollste am Test waren die akuten schlechten Werte bei Autopolymerisat. Es dauerte eine Weile, bis nach Entfernen des Prüfkörpers aus dem Teststromkreis die Meßwerte sich wieder erholt hatten.

	3. All.	3. Ndg.	MP OK rechts	MP OK Mitte	MP OK links
mit Oberkiefer-prothese	87+ 86+	90(+) 88(+)	90	90	92
ohne Oberkiefer-prothese	70(+) 68(+)	78 78	80	74	80
1 Ampulle Auto-polymerisat D 8 1 Ampulle Venyl-polymerisat D 10	50 50	50 50	50	50	50
Prüfkörper Paladon normal	75(+) 75(+)	80 80	78	70	78
Prüfkörper Paladon langzeit-polymerisiert	76(+) 75(+)	80 80	76	70	76
Prüfkörper Paladon glasklar	50 50	50 50	50	50	50
Prüfkörper Autopolymerisat	88!+ 88!+	90! 90!	92!	90!	92!

Zeichenerklärung: 3. All. = 3. Meßpunkt Allergiegefäß.
3. Ndg. = 3. Meßpunkt Nervendegenerationsgefäß.
MP. OK rechts = Meßpunkt Oberkiefer rechts.
MP. OK Mitte = Meßpunkt Oberkiefer Mitte.
MP. OK links = Meßpunkt Oberkiefer links.

Verlauf: Nach Eingliederung einer neuen Prothese aus „Paladon glasklar" blieb die Patientin beschwerdefrei bis zur Niederschrift dieses Berichtes im Februar 1984.

Fall

65jähriger Patient. Es handelt sich um denselben Patienten, dessen Unverträglichkeit gegenüber Prothesenmaterialien beschrieben wurde im Kapitel „Die Belastung des Organismus durch Prothesenkunststoffe", Seite 48 bis 50. Am Ende des diagnostischen Testes hatten die für diesen Fall relevanten Meßpunkte den Skalenwert 50 und boten somit die Ausgangsposition für den Verträglichkeitstest.

Materialverträglichkeitstest

	1. All.	3. All.	MP OK rechts	MP OK Mitte	MP OK links
Meßwerte am Ende der Diagnostikphase	50 50	50 50	50	50	50
Prüfkörper Paladon langzeit-polymerisiert	80(+) 82(+)	82+ 85+	80	82	86
Prüfkörper Paladon glasklar	79(+) 80(+)	80+ 84+	80	82	86
Prüfkörper Stellon	65(+) 65(+)	65(+) 65(+)	70	70	72
Prüfkörper Andoran	60 60	62 64	60	60	62
Prüfkörper SR 3/60 langzeit-polymerisiert	52 52	54 54	50	50	52

Testergebnis
Von allen Basis-Kunststoffen wurde SR 3/60 langzeitpolymerisiert am besten vertragen. Hinweis für Ärzte: SR 3/60 ist die Handelsbezeichnung für ein Prothesenmaterial der Firma Ivoclar.
Nach demselben Prinzip wurden testmäßig die Zähne bestimmt. Denta-Pearl Zähne wurden am besten vertragen.
Der überweisende Zahnarzt ließ die neue Prothese aus den als verträglich getesteten Materialien von seinem Labor herstellen. Die neue Prothese verursachte keinerlei Unverträglichkeitserscheinungen. Der Patient benötigte noch einige Zeit, sich mit dem Verlust aller Zähne im Oberkiefer abzufinden. Er war sehr einsichtig und konnte den Behandlungserfolg anerkennen, der nach Entfernung der vier noch verbliebenen Wurzeln im Oberkiefer und der Eingliederung einer neuen Oberkieferprothese eingetreten war.

Schlußwort

Der Strom des Lebens kann durch viele Faktoren gestört oder behindert werden – im Äußeren wie im Inneren. Krankheit ist der sichtbar oder fühlbar gewordene Ausdruck einer Ordnungsstörung, die Wochen, Monate oder Jahre vorher auf der bioenergetischen Ebene übersehen wurde.
Die gestörte Ordnung sollte für den Patienten, den Leidenden, Anlaß sein zum Innehalten, zur Frage nach dem eigentlichen Sinn seiner Krankheit.
Krankheit kann als Aufruf zum Erreichen einer neuen Ordnungsstufe aufgefaßt werden. Arzt und Zahnarzt haben die Aufgabe, dem suchenden Patienten zu helfen, die in ihm liegenden Störungen zu erkennen und aufzuheben. Bei diesem Bemühen müssen klinische Zahnheilkunde, materialkundliches Wissen und energetisches Denken keine Gegensätze sein. Im Rahmen einer Ordnungstherapie sind sie sich gegenseitig ergänzende Teile. Homöopathie, Akupunktur und Elektroakupunktur sind Ordnungstherapien. Sie können um so segensreicher für die Mitmenschen angewendet werden, je mehr sich der Therapeut der Ordnung des Lebens eingefügt hat.

ANHANG

Können „vitale" Zähne am Herdgeschehen beteiligt sein?*

Arzt und Zahnarzt stehen täglich vor dem Problem, bei therapieresistenten Fällen nach verborgenen Ursachen zu suchen oder störende Faktoren aufzuspüren, die eine fachärztliche Therapie blockieren. In diesem Zusammenhang taucht immer wieder die Frage nach Herden oder Störfeldern auf. Dabei sieht sich der Zahnarzt hin- und hergerissen zwischen zwei Extremen: der Verneinung des Herdproblems und der Forderung nach radikaler Entfernung jedes nur annähernd verdächtigen Zahnes.

Die Herdsuche im Zahn-, Mund- und Kiefergebiet mit Hilfe der bisher bewährten Methoden (Inspektion der Mundhöhle, Taschenmessung, Vitalitätsprüfung, Röntgenbild etc.) bringt gute Aufschlüsse und bietet die Basis für eine zielgerechte Therapie. Es bleiben dennoch genügend Fälle übrig, bei denen nach odontogener Herdsanierung (Eliminierung von devitalen Zähnen, apikalen Ostitiden, Zysten, verlagerten Zähnen, Parodontalbehandlung) das Gesamtergebnis unbefriedigend ist. Die Fernstörungen – in der Vermutungsdiagnose als herdbedingt angesehen – sind nur teilweise oder gar nicht gebessert.

Besteht aufgrund fachärztlicher Untersuchung weiterhin ein Herdverdacht, muß die Herdsuche auf bisher unerkannt gebliebene Belastungsfaktoren ausgedehnt werden. Soweit dies den zahnärztlichen Sektor betrifft, steht der Zahnarzt vor der Aufgabe, sich mit solchen Zähnen zu befassen, die nach den bisher geltenden Ansichten in Ordnung sind. Jedes gesunde Gewebe befindet sich in einem Fließgleichgewicht, das sich auf verschiedene Weise dokumentiert. Die Antwort ist abhängig von der Art der Untersuchungsmethode, welche der Arzt anwendet. Allen Methoden ist gemeinsam, daß es Werte für den normalphysiologischen Zustand (Gesundheit) gibt und davon abweichende pathophysiologische Werte, die man als charakteristisch für bestimmte Krankheitszustände erkennt.

Sechs Meßpunkte für Zahn- und Kiefergebiet

In der EAV (Elektroakupunktur nach *Voll*) werden energetische Werte gemessen und zwar an Meßpunkten, die für jedes Organ bzw. Organsystem spezifisch sind. Ist ein Organ irritiert (prämorbide Phase mit Krankheitsdisposition, Resistenzschwäche), so erhält man Meßwerte, die sich in typischer Weise vom Wert der Normergie (normalphysiologischer Zustand) unterscheiden. Für das Zahn-, Mund- und Kiefergebiet gibt es sechs spezifische Meßpunkte (MP), deren jeder das energetische Geschehen in einem exakt abgegrenzten Bezirk repräsentiert (s. Arbeiten von Dr. *Voll*). Mit Hilfe spezifischer Medikamente ist es möglich, einen Kiefer-MP, der den Irritations- oder Entzündungswert aufweist, auf den Normwert zu bringen. Daraus kann der Untersuchende auf die Art der Störung in dem betreffenden Kieferab-

* Vortrag gehalten beim 10. Mutterer-Kurs der Med.-Biol. Arbeits- und Fortbildungsgemeinschaft deutscher Zahnärzte (aus: Voll, Kopfherde. Medizinisch Literarische Verlagsgesellschaft, Uelzen, 1974).

schnitt schließen. (Einzelheiten über die EAV, ihre technische Durchführung und Einordnung in die gesamte Medizin sind nicht Gegenstand dieser Arbeit, sondern sind auf den Einführungskursen und Fortbildungsveranstaltungen der EAV zu erfahren.)
Da die Kiefer-MP vier bzw. acht Odontone repräsentieren, ist eine weitere Differenzierung erforderlich. Dies geschieht mittels des Stromreiztestes, der es ermöglicht, ein Odonton – bezahnt oder auch unbezahnt – aus der geschlossenen Zahnreihe einzeln zu testen und somit einen Einblick in dessen energetische Situation zu erhalten. Ein genau dosierter Stromreiz wird von einem gesunden Odonton anders beantwortet als von einem kranken. Die Anwort – im energetischen Sinne – wird gemessen. Der EA-Arzt bzw. EA-Zahnarzt kann aus dieser Antwort seine diagnostischen Schlüsse ziehen.

Der Stromreiztest in der Elektroakupunkturdiagnostik

Mit Hilfe des Stromreiztestes wurden bei therapieresistenten Herdsanierungsfällen Zähne ermittelt, deren energetischer Zustand als von der Normenergie abweichend erkannt wurde. Noch einmal muß aber ausdrücklich betont werden, daß es sich hierbei um Zähne handelte, die nach den in der Zahnheilkunde üblichen Vitalitätsprüfungen (faradisch, Kältereiz, Bohrschmerz) als „vital" anzusehen waren. Die Zähne waren entweder überkront, gefüllt oder völlig unberührt. Kariöse Zähne wurden in diese Untersuchungsreihe nicht aufgenommen, ebenso schieden Zähne mit Sekundär-Karies unter Füllungen aus.
Die an diesen Zähnen festgestellten energetischen Störungen erschienen in Relation zur Erkrankung des Patienten und seiner energetischen Gesamt-Situation so ungünstig, daß die Extraktion vorgenommen wurde. Da außer den oben erwähnten Veränderungen (Kronen, Füllungen) keine äußerlich erkennbaren Hinweise für ein pathologisches oder prämorbides Geschehen gegeben waren, standen klinischer und energetischer Befund in scheinbarem Gegensatz. Deshalb wurden diese Zähne bakteriologisch untersucht. Es sei besonders darauf hingewiesen, daß nicht die oralen Flächen der Zähne, die im Kontakt mit der Mundflora standen, untersucht wurden, sondern das Bakterienwachstum aus den pulpennahen Schichten des Dentins. Einzelheiten darüber s. bei *Lodenkämper,* Phys. Med. und Reh. 7/72.
Bei 60 untersuchten Zähnen gab es folgendes Ergebnis:

Tab. I

Mischkultur (anaerobes + aerobes Wachstum)	42
vorwiegend anaerobes Wachstum (Anaerobier + mikroaerophile Streptococcen)	2
ausschließlich anaerobes Wachstum	5
ausschließlich aerobes Wachstum	6
steril	5

Im einzelnen wurden folgende Gattungen mit Untergruppen gefunden:

Tab. II

Aerobacter aerogenes
Bacteroides
Fusobacterium
Staphylococcus
Peptococcus
Peptococcus gasb.
Veillonella
Streptococcus viridans
anhaemolyt. Streptococcen
Enterococcus
mikroaerophile Strept.
Lactobacillus
aerobe Corynebact.
anaerobe Corynebact.
anaerob. gasb. Corynebact.

Tab. III

Es wurden acht Reinkulturen gefunden:	
1. Anaerobes Wachstum:	3 Zähne
Corynebakterien	2 Zähne
Lactobacillus	1 Zahn
2. Aerobes Wachstum:	5 Zähne
Aerobacter aerogenes	1 Zahn
aerobe Corynebakterien	1 Zahn
Enterokokken	2 Zähne
Streptococcus viridans	1 Zahn

Auswertung der bakteriologischen Ergebnisse

Die Reinkultur ist ein relativ seltener Befund, um so mehr fällt auf, daß in zwei Fällen eine Reinkultur von Enterokokken gefunden wurde. Meistens wurden zwei oder mehr Bakterienarten in einem Zahn nachgewiesen. Es befanden sich allein elf Zähne in dem Untersuchungsmaterial, in denen jeweils fünf verschiedene Bakterienarten gefunden wurden, ein Zahn hatte sieben verschiedene Bakterienarten.

Angesichts dieser Befunde an „vitalen“ Zähnen ergibt sich die Frage: wie sind diese Befunde in das zahnärztliche und das allgemeinärztliche Denken einzuordnen? An einem Beispiel aus der täglichen Praxis des EA-Zahnarztes soll dies näher erläutert werden: Eine 50jährige Patientin litt unter schweren Kreislaufstörungen und befand sich kontinuierlich in internistischer Behandlung. Wegen der Therapieresistenz äußerte der Internist odontogenen Herdverdacht. Alle bisher durchgeführten zahnärztlichen Maßnahmen bei dieser Patientin waren von hervorragender Qualität (Inlays, Kronen, Brücken). Da im Röntgenstatus Zähne und Kieferleerstrecken o. B. erschienen und die Vitalitätsproben nur „vital“ reagierende Zähne erbrachten, wurde der EA-Test durchgeführt. Die Meßwerte ergaben eindeutig ein rechtsseitiges Kopfherd-Geschehen, das auf das Zahn-, Mund- und Kiefergebiet eingeengt werden konnte. Zur Differenzierung wurde der Stromreiztest durchgeführt. Dabei mußten für den Zahn 47 zum Ausgleich der energetischen Störung drei Ampullen der Nosode „gangränöse Pulpa D 3“ eingesetzt werden. Nach Ausgleich des zuständigen Kiefer-MP senkten sich die Werte für Meßpunkt Hypothalamus rechts um 4 und Meßpunkt Kreislauf rechts um 18 Teilstriche der Meßskala in Richtung Normergie. Damit konnte die von diesem Zahn ausgehende Fernwirkung gezeigt, gleichzeitig aber auch ein Beweis für die Belastung geliefert werden, die eine beginnende Pulpengangrän auf den Organismus ausübt. Es wurde kein morphologischer, sondern ein energetischer Befund erhoben. Nach chirurgischer Entfernung des Zahnes 47 verschwanden die Kreislaufbeschwerden ohne weitere internistische Behandlung. Das bakteriologische Untersuchungsergebnis lautete: Reinkultur von Enterokokken aus dem Dentin des Zahnes. Dies spricht aufgrund allgemeiner bakteriologischer Erfahrungen *(Lodenkämper)* für das Vorliegen einer folgenschweren Infektion. An diesem Beispiel sollte nur die Notwendigkeit der erweiterten Herdsuche bei therapieresistenten Fällen gezeigt und die Durchführung mittels EAV in kurzen Zügen erläutert werden. Der hier gezeigte Vorgang steht stellvertretend für die gesamte Untersuchungsserie (*Thomsen,* Phys. Med. und Reh. 8/72).
Der bakteriologische Befund „Enterokokken“ ist nicht spezifisch für den EA-Befund der Nosode gangränöse Pulpa. Bei richtig getestetem Einsatz dieser Nosode gewinnt der EA-Zahnarzt lediglich einen Einblick in die energetische Situation des Zahnes und – wenn vorhanden – in Beziehungen zu anderen Organen, kann jedoch keine Aussage über einen Bakterienbefall machen.

Wenige Reaktionsformen des Organismus

Der Organismus ist bekanntlich sehr arm an Reaktionsformen, um bei den verschiedensten Reizen in spezifischer Form zu reagieren. Es ist daher nicht verwunderlich, daß bei den verschiedenen bakteriologischen Befunden im pulpennahen Dentin dieselben Nosoden im EA-Test eingesetzt werden müssen. Die am häufigsten einzusetzenden Nosoden für klinisch und röntgenologisch nicht erkennbare Veränderungen der Zähne sind „gangränöse Pulpa“ und „chronische Pulpitis“.
Aus dem bisher Gesagten ist zu ersehen, daß die Nosoden mehr beinhalten als das Geschehen, das sich aus ihrer Bezeichnung ergibt. Es besteht die Gefahr einer

Gleichsetzung mit der klinischen Diagnose gangränöse Pulpa bzw. chronische Pulpitis. Weitere Möglichkeiten zur Differenzierung bestehen darin, daß je nach Schwere der Störung verschiedene Konzentrationen (Potenzstufen) der passenden Nosode einzusetzen sind, bis auf der Meßskala der normergische Wert angezeigt wird. Somit kann auch im positiven Sinne ein Zahn vom Herdverdacht ausgeschlossen werden. In Grenzfällen wird der Zahnarzt seine altbewährten Maßnahmen durchführen. Zur Ausnutzung aller Heilungschancen können biologische und antihomotoxische Medikamente eingesetzt werden, die um so wirkungsvoller sind, wenn sie mittels EAV getestet werden. Hierauf hat besonders *Kramer* hingewiesen. In Abständen von Wochen und Monaten muß eine EAV-Kontrolle durchgeführt werden. Aus dem Vergleich zweier oder mehrerer Teste ist dann die Verlaufsrichtung erkennbar.
Aus den Arbeiten von *Spreter von Kreudenstein* und *Stüben* ist bekannt, daß das Dentin sowohl über die Pulpa als auch über das parodontale Gewebe mit Stoffen aus der Blutbahn versorgt wird. Intramuskulär verabreichtes Penicillin G gelangte in den Dentinliquor und wurde auch wieder eliminiert. In diesem Zusammenhang müssen die fünf sterilen Zähne innerhalb des Untersuchungsgutes von 60 Zähnen erwähnt werden. Zur Erläuterung diene folgender Fall:

Bei einer 55jährigen Patientin wurde Mitte Juni 1969 der oben erwähnte Stromreiztest zur differenzierten Herdtestung der verdächtigen Odontone durchgeführt. Im Rahmen dieser Arbeit interessieren von dem Gesamtergebnis nur folgende Befunde: Es wurden gebraucht zum Ausgleich von
14 vier Ampullen Nosode gangränöse Pulpa D 3,
45 vier Ampullen Nosode Zahnwurzelgranulom D 3,
46 wurde im EA-Test nicht weiter differenziert, da unter einer Füllung mit Sekundärkaries die Pulpa abgestorben und gangränös zerfallen war. Beim Zahn 36 wurden zwei Ampullen Nosode chronische Pulpitis D 3 benötigt.

Die Entfernung der Zähne geschah in folgender Reihenfolge:
13. 6. 69 Entfernung von 14, getestete Nachbehandlung mit standardisierten biologischen Medikamenten.
29. 7. 69 Entfernung von 46 und 45, post operationem wurde folgende Nachbehandlung getestet: Arnica D 8, die Nosoden Kieferostitis D 6, Gangrän-Granulom D 10, Zahnwurzel-Granulom D 10, Tonsilla palatina D 8 und chronische Tonsillitis D 6. Zur weiteren Nachbehandlung wurden getestet und oral gegeben: Symphytum D 10 und Phytolacca D 4. Die Nachbehandlung für diesen Eingriff erstreckte sich bis zum 20. 8. 69.
26. 8. 69 Entfernung von 36.

Die bakteriologischen Untersuchungsergebnisse waren folgende:
14 Reinkultur von anaeroben Corynebakterien.
45 und 46 wurden nicht untersucht, da sie nicht den im Anfang dieser Arbeit erwähnten Bedingungen entsprachen.
36 war steril.

Erfahrungsgemäß darf beim Einsatz von zwei Ampullen Nosode chronische Pulpitis D 3 mit einem Bakterienbefall gerechnet werden. Wenn trotzdem das kulturelle Ergebnis „steril" lautet, so muß nach Vorgängen gesucht werden, die in dem Zeitraum zwischen Test und Extraktion gelegen haben. Da die Patientin während der zahnärztlichen Behandlung keine anderen Behandlungen erfahren hatte, richtet sich das Interesse auf die oben angegebene Nachbehandlung. Diese war getestet für den rechten Unterkiefer, die Vermutung liegt nahe, daß die therapeutische Wirkung sich auf einen größeren Bereich erstreckt haben mag, zumal die Testbefunde bei 46, 45 und 36 ähnlich waren und demnach ähnliche energetische Veränderungen vorlagen.

Therapie mit Antibiotika

Bei dem in dieser Arbeit geschilderten Bakterienbefall vitaler Zähne liegt es nahe, eine Therapie mit Antibiotika vorzunehmen. An zwei Fällen soll die Problematik einer solchen Behandlung gezeigt werden.
Bei der bereits erwähnten 50jährigen Patientin verursachte während des Urlaubs der Zahn 47 unklare Beschwerden, die auf die gesamte Nachbarschaft ausstrahlten. Ärztlicherseits wurde Penicillin verordnet, was die Patientin ablehnte. Von seiten der klinischen Medizin war bei ihr eindeutig eine Allergie gegen Penicillin festgestellt worden. Der Zahnarzt, den die Patientin sodann konsultierte, konnte keinen krankhaften Befund feststellen und verordnete ein gängiges Antibiotikum, nach dessen oraler Einnahme schwerste allergische Reaktionen auftraten und der örtliche Zustand sich verschlechterte. Nach dem Urlaub fand der oben beschriebene Test statt, anschließend wurde der Zahn entfernt. Kulturell wurde – wie bereits erwähnt – eine Reinkultur von Enterokokken gefunden. Diese typischen Darmkeime sprechen nicht auf Baycillin und ähnliche Antibiotika an. Die routinemäßige Verordnung dieses Medikamentes konnte keinen Einfluß auf den Zahn haben.
Ein 40jähriger Patient war in stationärer Behandlung wegen eines therapieresistenten Fiebers mit ungeklärter Ursache. Verschiedene Antibiotika wurden erfolglos verabreicht, bis auf dem Wege des Ausprobierens Binotal an der Reihe war. Danach sank das Fieber. Zur Klärung der Fokalfrage wurde auch das Zahn-, Mund- und Kiefergebiet untersucht. 38 war verlagert und impaktiert, wurde operativ entfernt und bakteriell untersucht. Kulturelles Ergebnis (aus dem Dentin): Reinkultur von Aerobacter aerogenes. Diese gramnegativen Stäbchen, die typische Darmbakterien sind, sprachen nur auf Binotal an und nicht auf die anderen vorher verabreichten Antibiotika. Es könnte die Vermutung naheliegen, daß die Darmkeime auf dem Wege der Persorption die Darmwand passierten und auf hämatogenem Wege in die nicht voll abwehrfähige Pulpa des Zahnes gelangten. Der orale Weg muß ausscheiden, da der Zahn verlagert und impaktiert war und keine Verbindung zur Mundhöhle hatte.
An den beiden eben genannten Fällen ist zu ersehen, wie nahe es liegt, innerhalb eines bestimmten Denkschemas Antibiotika zu verordnen, ohne die Sicherheit zu haben, ob diese Medikamente zu dem gewünschten Erfolg verhelfen. Ohne vorherige Resistenzbestimmung oder bakteriologische Untersuchung muß der Zahnarzt

im dunkeln tappen. Wenn in einem Untersuchungsgut von 60 Zähnen 55 einen bakteriologischen Befund haben, darunter ein Zahn mit einer Reinkultur von Aerobacter aerogenes, zwei Zähne mit einer Reinkultur von Enterokokken und sieben weitere Zähne mit Enterokokken innerhalb einer Mischkultur, so wird deutlich, vor welchen Problemen ein Zahnarzt stehen kann und welche Verantwortung er bei der Verordnung des richtigen Medikamentes hat. Wenn auch über den Dentinliquor ein reversibler Stoffaustausch stattfindet *(Spreter von Kreudenstein* und *Stüben),* so ist für den jeweiligen Einzelfall nichts über den Zustand der Pulpa, deren Abwehrleistung, die eventuellen Eiweißzerfallsprodukte, die Bakterientoxine ausgesagt. Hier wiederum gibt der EA-Test einen tieferen Einblick in das Geschehen in Pulpa und Dentin. An folgendem Fall möge dies in Kurzform demonstriert werden (ausführliche Darstellung siehe *Thomsen,* Phys. Med. und Reh. 8/72).
Eine 25jährige Patientin, 1958 Verkehrsunfall, 41 steht im Bruchspalt, kurz darauf Steißbeinfistel, 1961 bis 1968 mehrmals erfolglos operiert. August 1969: EA-Test. Zum Ausgleich für 41 zwei Ampullen Nosode gangränöse Pulpa D 3, eine Ampulle Nosode chronische Pulpitis D 5, eine Ampulle Nosode Kieferostitis D 5. Der Zahn zeigte keinen auffälligen röntgenologischen Befund. Bei der Trepanation stellte sich heraus, daß die Pulpa zerfallen war. Eine Langzeitbehandlung mit Antibiotika blieb ohne Einfluß auf die Fistel. Nach Entfernung des Zahnes 41 heilte die Steißbeinfistel ohne weitere fachärztliche Behandlung aus. Kulturelles Ergebnis von 41: steril.
Da die energetischen Vorgänge den erfaßbaren morphologischen Veränderungen (Spätfolgen) vorausgehen, hätte ein frühzeitig durchgeführter EA-Test die veränderte energetische Lage der Pulpa dieses Zahnes aufgezeigt (unabhängig davon, daß die Reaktion auf die faradische Vitalitätsprobe positiv hätte sein können) und die Berechtigung zur Entfernung gegeben. Bei abwartender Haltung hätten ein zweiter und dritter Test in zeitlichen Abständen den Verlauf dieser energetischen Veränderung noch mehr erhärtet und dem Behandelnden seinen Entschluß erleichtert.

Zusammenfassung

Der Bakterienbefall im Dentin zeigt, wie innig die Verbindung der Zähne mit dem Gesamtorganismus ist, welche Wechselbeziehungen bestehen können, was besonders deutlich wird an Keimen, die unter normalphysiologischen Bedingungen keine Kommensalen der Mundhöhle sind. Dies zeigt aber auch, wie sehr der Zahnarzt zu einem ganzheitlichen Denken verpflichtet ist, wenn er seiner Tätigkeit den richtigen Stellenwert geben will.
Es muß unterschieden werden zwischen Besiedelung und Infektion. Eine Besiedelung mit Bakterien kann jederzeit im Organismus stattfinden, also auch in der Pulpa und im Dentin. Es hängt von mehreren Faktoren ab, ob aus der Besiedelung eine Infektion wird, die womöglich zu einer irreversiblen Schädigung des befallenen Organs führt und eventuelle Fernwirkungen auf andere Organe ausübt. Es ist bekannt, daß mehrere Faktoren zu einer Abwehrschwäche der Pulpa führen können wie unter anderem Karies, Präparationstrauma, Unfalltrauma, Verlagerung,

parodontale Schädigungen, Altersveränderungen, eventuell Virusinfekte. Hinzu kommen die in der EAV bekannten energetischen Wechselbeziehungen zwischen Zähnen und Organen. Ein krankes Organ kann energetisch das im Sinne der EAV zugeordnete Odonton negativ beeinflussen *(Voll).*
Mit Hilfe des Röntgenbildes und der üblichen klinischen Untersuchungsmethoden ist es sehr schwierig, eine klare Aussage zu machen über Veränderungen der Pulpa und im Dentin, wenn noch keine schweren morphologischen Veränderungen vorliegen. Die histologische Untersuchung setzt immer die Extraktion voraus. Der Bakteriennachweis an sich ist auch nicht geeignet, über das Vorkommen einer Beherdung zu entscheiden.
Wenn die konventionellen Methoden keinen Einblick in das energetische Geschehen geben, so darf dessen Vorhandensein jedoch nicht geleugnet werden. Es ist eben nur mit einer geeigneten Untersuchungsmethode zu erfassen. Hier kann der EAV-Test weiterhelfen. Da er – wie alle anderen Untersuchungsmethoden – eine Momentaufnahme ist, ist es in Zweifelsfällen ratsam, mehrere Teste in zeitlichen Abständen durchzuführen. um Verläufe beurteilen zu können. Dies ist um so wichtiger, als es sich um die Beurteilung eines energetischen Geschehens und nicht eines irreversiblen Spätzustandes im morphologischen Bereich handelt und der Untersuchende nicht wissen kann, wohin das Pendel ausschlagen wird. Dies gilt besonders für Patienten, die sich einer biologischen Behandlung und einer Ernährungsumstellung unterziehen, wodurch die allgemeine Abwehrkraft des Organismus wiederhergestellt oder gestärkt werden kann. Es gehört zur Aufgabe des Zahnarztes, solche Vorgänge zu beobachten.
Der Begriffsinhalt des normergisch reagierenden Odontons geht über das alte Vorstellungsbild des „vitalen" Zahnes hinaus. Den konventionellen Untersuchungsmethoden ist eine Methode hinzuzufügen, die Einblick in die energetische Situation vermittelt. Die Elektroakupunktur nach *Voll* gibt hierzu Arzt und Zahnarzt die Möglichkeit.

Bakteriologische und histologische Befunde bei klinisch nicht erfaßbaren Zahnherden

Chronische Veränderungen im Gewebe verlaufen klinisch meistens stumm oder symptomarm. Hierzu zählen in der Mundhöhle die chronische Pulpitis und die chronische Ostitis des Leerkieferknochens. Häufig entziehen sie sich den in der Zahnheilkunde bewährten Untersuchungsmethoden. Das genaueste Ergebnis bringt die histologische Untersuchung, die aber als Verfahren zur Herddiagnostik ausscheidet. Eine weitere Schwierigkeit ist der Nachweis der Fernwirkung, die von einem veränderten Gewebebezirk ausgehen kann. Ohne Fernwirkung ist es ein lokaler Prozeß und damit kein Herd. Durch eine Herdfernwirkung können sonst erfolgreiche Heilmethoden (Akupunktur, Homöopathie, Neuraltherapie u.a.) in ihrer Wirkung blockiert werden.

Die bewährten klinischen Untersuchungsmethoden müssen um ein Diagnostikverfahren erweitert werden, mit dessen Hilfe es möglich ist, einen Einblick in das Regulationsverhalten des Organismus zu gewinnen. In meiner Praxis wende ich die Elektroakupunktur nach *Voll* (EAV) als Methode der Wahl an. Jedes Organ, jeder Organabschnitt, jedes Gewebssystem, jedes Funktionssystem ist auf der Haut durch einen oder mehrere Akupunkturpunkte repräsentiert. In der EAV sprechen wir von den Meßpunkten.

Befindet sich ein Odonton im normalphysiologischen Zustand, so erhält man an den für das Zahn-Mund-Kiefersystem spezifischen Meßpunkten Werte, die sich im normergischen Bereich bewegen. Befindet sich ein Odonton im Zustand der Irritation, der Entzündung oder der Degeneration, so erhält man Meßwerte, die in typischer Weise vom Wert der Normergie abweichen.

Für die Dauer des Testes läßt sich das bioelektrische Reaktionsverhalten des Organismus durch Testampullen, die reversibel austauschbar in den Meßkreis eingeschaltet werden, soweit korrigieren, daß der Idealwert für die Normergie auf der Skala des Testgerätes erscheint. Aus Art und Anzahl der hierzu benötigten Testampullen lassen sich diagnostische Rückschlüsse ziehen.

Sehr häufig scheinen der so gewonnene energetische Befund und der klinische Befund nicht übereinzustimmen. Diese Diskrepanz ergibt sich bei Zähnen mit Kronen, pulpennahen Füllungen, besonders bei großen Amalgamfüllungen ohne Unterfüllungen, bei Zähnen mit empfindlichen Zahnhälsen, die durch eiweißfällende Maßnahmen therapiert worden sind. In jüngster Zeit kommen immer häufiger Zähne mit Füllungen aus den verschiedensten Kunststoffen hinzu. Diese Zähne sind klinisch relativ unauffällig, im Röntgenbild ohne pathologischen Befund und reagieren bei der Vitalitätsprüfung positiv. Somit werden sie als „vital" angesehen und gelten als gesunde Zähne.

Bei der Herduntersuchung mittels EAV zeigt sich an diesen Zähnen häufig ein eindeutiger Befund im Sinne des Herdbegriffes.

Auf diese Problemgruppe zielten meine Untersuchungen. Kariöse Zähne und solche mit Sekundärkaries an oder unter Füllungen wurden in diese Untersuchungsreihe nicht aufgenommen.

Im EAV-Test wurden die für das Zahn-Mund-Kiefersystem spezifischen Meßpunkte und der 2. Lymphgefäßmeßpunkt gemessen. Die Fernwirkung wurde festgestellt mit Hilfe des Stromreiztestes. Hierbei wurde an ein Odonton ein dosierter Stromreiz gesetzt und an den Meßpunkten an Händen oder Füßen die Fernwirkung gemessen. Die ermittelten Meßwerte wurden durch Einsatz von Testampullen auf den Skalenwert für die Normergie gebracht.
Für die Diagnostik der chronischen Pulpitis und der degenerativen Veränderung der Pulpa mittels EAV-Test stehen folgende Testampullen in verschiedenen Konzentrationen, genauer gesagt in den homöopathischen Potenzen von D 3 bis D 200 bei Nosoden und D 3 bis D 30 bei Organpräparaten zu Verfügung:

1. Organpräparate (Wala):
   Pulpa dentis
   Dens
2. Nosoden (Staufen-Pharma):
   Chronische Pulpitis
   Gangränöse Pulpa

Werden vier oder mehr Ampullen der Nosode chronische Pulpitis D 3 oder drei oder mehr Ampullen der Nosode gangränöse Pulpa D 3 zum Ausgleich benötigt, so spricht dieser Testbefund für das Vorliegen einer chronischen Veränderung, die irreversibel und vom Körper nicht mehr abbaubar ist. Wenn die energetische Fernwirkung als weiterer Testbefund zu erheben ist, lautet vom Standpunkt des EAV-Testes die Diagnose „odontogene Beherdung".
Die Therapie besteht in der Entfernung eines derartigen Zahnes.
Eine Gruppe von 66 „vitalen" Zähnen, bei denen klinischer Befund und Testbefund im Gegensatz standen, wurde nach der Entfernung bakteriologisch untersucht. Es sei besonders darauf hingewiesen, daß nicht die oralen Flächen der Zähne, die im Kontakt mit der Mundflora standen, untersucht wurden, sondern das Bakterienwachstum aus den pulpennahen Schichten des Dentins.

Bei der von *Lodenkämper* entwickelten Methode werden die an der Außenseite der Zähne haftenden Keime mit Sicherheit vernichtet und die im pulpennahen Dentin befindlichen Keime zum Wachstum angeregt.
Bei 66 untersuchten Zähnen gab es folgendes Ergebnis:

Mischkultur	
(anaerobes + aerobes Wachstum)	
vorwiegend anaerobes Wachstum	48
(Anaerobier + mikroaerophile Streptokokken)	4
ausschließlich anaerobes Wachstum	7
ausschließlich aerobes Wachstum	7

Im einzelnen wurden folgende Gattungen und Untergruppen gefunden:
   Aerobacter aerogenes
   Bacteroides
   Fusobacterium
   Staphylococcus

Peptococcus
Peptococcus gasb.
Veillonella
Streptococcus viridans
anhaemolyt. Streptokokken
Enterococcus
mikroaerophile Strept.
Lactobacillus
aerobe Corynebakt.
anaerobe Corynebakt.
anaerob. gasb. Corynebakt.
B. faecelis alcaligenes

An 10 Zähnen wurden Reinkulturen gefunden:

1. Anaerobes Wachstum:	4 Zähne
Corynebakterien	3 Zähne
Lactobacillus	1 Zahn
2. Aerobes Wachstum:	6 Zähne
Aerobacter aerogenes	1 Zahn
aerobe Corynebakterien	1 Zahn
Enterokokken	2 Zähne
Streptococcus viridans	2 Zähne

Im Rahmen einer anderen Untersuchungsserie gab es fünf Zähne mit dem Ergebnis „kulturell steril“. Es sei ausdrücklich darauf hingewiesen, daß bei den oben erwähnten 66 Zähnen zum Ausgleich nach Stromreiztest mindestens vier Ampullen der Nosode chronische Pulpitis D 3 oder drei Ampullen der Nosode gangränöse Pulpa D 3 benötigt wurden. Dies war nicht der Fall bei den fünf sterilen Zähnen. An ihnen wurden andere Testbefunde erhoben.
Der Bakterienbefall im Dentin zeigt, wie innig die Verbindung der Zähne mit dem Gesamtorganismus ist, welche Wechselbeziehungen bestehen können, was besonders deutlich wird an Keimen, die unter normalphysiologischen Bedingungen keine Kommensalen der Mundhöhle sind.
Der menschliche Organismus ist sehr arm an Reaktionsformen, um bei den verschiedensten Reizen in spezifischer Form zu reagieren. Es ist daher nicht verwunderlich, daß eine Vielzahl bakteriologischer Befunde im pulpannahen Dentin mit relativ wenigen Testampullen im EAV-Test korrespondierte.
Ein Dentin, aus dem bei der kulturellen Untersuchung nach Ausschaltung der aus der Mundhöhle stammenden Flora Keime in der beschriebenen Art herauswachsen, ist im Sinne der Herddiagnostik nicht als gesund zu bezeichnen.
Eine andere Gruppe von Zähnen wurde histologisch untersucht. Die Ausgangsposition war wie bei der bakteriologisch untersuchten Gruppe: Zähne mit Kronen, Füllungen etc., positive Reaktion bei Vitalitätsprüfung, Diskrepanz zwischen klinischen Befunden und EAV-Testergebnis. Als Testampullen dienten wiederum die gleichen homöopathisch aufbereiteten Nosoden und Organpräparate.

Die Zähne wurden nach der Entfernung zur histologischen Untersuchung eingeschickt.
Bei einer partiellen Veränderung der Kronenpulpa im Sinne einer chronischen Pulpitis oder einer Degeneration kann es vorkommen, daß beim histologischen Schnitt nur der gesunde Teil erfaßt und zur Diagnostik verwendet wird. Bei mehrwurzeligen Zähnen, besonders bei dreiwurzeligen oberen Molaren, kann sich in einer Wurzel eine entzündliche oder degenerative Veränderung abspielen, die beiden anderen Wurzeln haben noch intakte Pulpen. Beim Stromreiztest werden an jede Wurzel sowohl bukkal als auch oral Stromreize gesetzt.
Durch diese wohl exakteste Form des EAV-Testes werden relativ kleine Gewebebezirke mit chronischen Veränderungen aus der gesamten Zahnreihe herausdifferenziert.
Hieraus ergibt sich die Forderung, sowohl die Kronenpulpa als auch die Wurzelpulpen in Serienschnitten histologisch zu untersuchen, – andernfalls kommt es zu Zufallsergebnissen teils mit, teils ohne Bestätigung des Testbefundes.
An 51 Zähnen mit dem Testbefund „Chronische Pulpitis" oder „Degenerative Veränderung der Pulpa" wurden folgende histologische Befunde erhoben:

Stark hyperämische Pulpa	1
Vakuolige Degeneration der Odontoblastenschicht	1
Chronische unspezifische Pulpitis	5
Chronische sklerosierende Pulpitis	3
Pulpafibrose + vakuolige Deg. der Odontoblastenschicht	2
Fibroplastisches Stadium einer chronischen unspezifischen Pulpitis	3
Pulpafibrose	2
Retikuläre Atrophie der Pulpa	5
Retikuläre Atrophie der Pulpa + Vakuolendegeneration	9
Vakuolendegeneration mit Dentikelbildung	2
Pulpafibrose mit Dentikel	5
Kalkige Degeneration der Pulpa + Fibrose	7
Narbenzustand nach Pulpitis mit Sklerosierung des Pulpenraumes und kalkiger Degeneration des Interstitiums	6

Diese histologischen Befunde bestätigen die EAV-Testbefunde. Mit Hilfe des EAV-Testes ist es möglich, eine chronische Pulpitis und eine degenerative Veränderung der Pulpa in vivo diagnostisch zu erfassen.
Die Korrelation von EAV-Testergebnissen mit bakteriologischen und histologischen Befunden an Zahnpulpen zwingt dazu, das in der Zahnheilkunde heute übliche Vorstellungsbild vom „vitalen" Zahn neu zu überdenken. Es wird der modernen biologischen und kybernetischen Richtung der Medizin nicht mehr gerecht.
An seine Stelle setze ich den Begriffsinhalt des normergisch reagierenden Odontons.
Wenn bei der Herduntersuchung von der chronischen Ostitis (chr. Ost.) gesprochen wird, so ist damit ein spezielles Geschehen im zahnlosen Kieferbereich gemeint, das histologisch meistens eine chronische Osteomyelitis ist.

In der älteren Herdliteratur wurde hierfür der Begriff der Restostitis verwendet. Die chronische Ostitis macht so gut wie keine örtlichen Unannehmlichkeiten. Als typisch chronischer Prozeß verläuft sie nach außen hin stumm. – Ihr Vorhandensein als nicht abbaubares Material im Vegetativen Grundsystem und die von ihr ausgehenden Fernwirkungen entsprechen – sofern sie nachgewiesen sind – den Kriterien des heutigen Herdbegriffes.
Der Nachweis mit Hilfe des Röntgenbildes ist schwierig, in vielen Fällen gar nicht möglich. Die Herdfernwirkung kann nur mit einer modernen Testmethode nachgewiesen werden, nämlich der EAV-Diagnostik. Das Vorgehen beim EAV-Test ist wie bei dem Test der chronischen Pulpitis. Es sind nur – entsprechend der Aufgabenstellung – andere Testampullen erforderlich.

Als Testampullen stehen zur Verfügung:

1. Organpräparate:

   Medulla ossium
   Mandibula feti
   Maxilla feti
   Periosteum

Mit Hilfe dieser Organpräparate kann man in relativ kurzer Zeit einen guten Übersichtstest durchführen.

2. Nosoden:

   Kieferostitis,
   Osteosinusitis maxillaris,
   exsudative Ostitis,
   nekrotisierende Ostitis
   destruierendes Granulationsgewebe,
   chronisch bakterielle Ostitis,
   akute bakterielle Ostitis,
   fettige Ostitis
   sklerosierende Ostitis,
   Osteosklerose des Kiefers,
   Zahnsäckchen.

Mit Hilfe der Nosoden erhält man die präziseste Aussage und kann besonders gut differenzieren.

Es ist über 59 Fälle aus der eigenen Praxis zu berichten, bei denen mit Hilfe des EAV-Testes das Vorliegen einer chronischen Veränderung im Kieferknochen ermittelt wurde. Während der operativen Bereinigung des Kieferknochens wurde Knochenmaterial entnommen und zur histologischen Untersuchung eingeschickt. Auch hier mußten zwei anfängliche Fehlerquellen ausgeschaltet werden:

a) langer Zeitraum zwischen Test und Herdoperation ausgefüllt mit intensiver biologischer Therapie.
b) Unterlassung von Serienschnitten.

   Die histologischen Befunde dieser Fälle gliederten sich auf:

Chronische unspezifische Ostitis	27
Chronische granulierende Ostitis	4
Unspezifische exsudative Ostitis	1
Chronische Ostitis + Markfibrose	4
Osteomyelitis	5
Osteoprose + chronische Entzündung	1
Ödematöses Bindegewebe im Markraum	2
Entzündliches Marködem	1
Ödematöses Knochenfettmark	1
Fibröses Narbengewebe	5
Narbengewebe + unspezifisches Granulationsgewebe	1
Verschwieltes Granulationsgewebe	5
Fremdkörpergranulationen	1
Fremdkörperverschwielung mit Ostitis	1

Diese histologischen Befunde bestätigen die EAV-Testbefunde. Die Kongruenz von EAV-Testergebnissen mit bakteriologischen und histologischen Befunden bedarf einer besonderen Erklärung. Es wurden nur Zähne entfernt, bei denen nach Stromreiztest zum Ausgleich mindestens vier Ampullen Nosode chronische Pulpitis D 3 oder mindestens drei Ampullen gangränöse Pulpa D 3 eingesetzt werden mußten. Die Nosode gangränöse Pulpa D 3 zeigt immer den weiter fortgeschrittenen irreversiblen Zustand an.
Bei Einsatz von ein oder zwei Ampullen der Nosoden wurde immer der Versuch einer Erhaltung gemacht. Entfernung aller Füllungen, unter denen meistens keine Unterfüllungen, dafür aber Sekundärkaries beobachtet wurde. Diese Zähne wurden nach den Regeln der Konservierenden Zahnheilkunde lege artis versorgt. Zusätzlich erfolgte eine Begleittherapie mittels biologischer Medikamente und nach drei bis sechs Monaten ein Kontrolltest.
Die Frage nach bakteriologischen und histologischen Befunden an Zähnen, bei denen nur eine oder zwei Ampullen der obigen Nosoden in der Potenz D 3 zum Ausgleich benötigt wurden, muß offen bleiben.
Für die chronische Ostitis gelten analog dieselben Kriterien. Beim testmäßigen Ausgleich mit vier Ampullen einer der Ostitisnosoden in der D 3 wurde operativ vorgegangen. In Ausnahmefällen, die sich durch die Stärke der Herdfernwirkung auszeichneten, wurde auch bei Ausgleich mit drei Ampullen einer Ostitisnosode in der D 3 operiert.

Zusammenfassung

Chronische Veränderungen an Zahnpulpen und im Leerkiefer, die sich meistens der klinischen Diagnostik entziehen, kann man mit Hilfe des EAV-Testes in vivo feststellen. Diese Testergebnisse halten einer bakteriologischen und histologischen Überprüfung stand. Darüber hinaus kann die Fernwirkung, also der Herdcharakter derartiger chronischer Veränderungen, im EAV-Test ermittelt werden.

Die bakteriologischen Untersuchungen wurden durchgeführt von Herrn Prof. Dr. *H. Lodenkämper*, Endo-Klinik, Holstenstraße 2, 2000 Hamburg 50.

Die histologischen Untersuchungen wurden durchgeführt von:

1. Dr. *Clemens Voß*, Pathologisches Institut der Stadt Lüdenscheid am Städtischen Krankenhaus, Philippstr. 2, 5880 Lüdenscheid.
2. Prof. Dr. *Werner Selberg*, Pathologisches Institut am Allgem. Krankenhaus Barmbek, Rübenkamp 148, 2000 Hamburg 33.
3. Prof. Dr. *W. Dontenwill*, Pathologisches Institut amm Allgem. Krankenhaus Barmbek, Rübenkamp 148, 2000 Hamburg 33.

Literaturverzeichnis

Beuchelt, H.: Konstitutions- und Reaktionstypen in der Medizin mit Berücksichtigung ihrer therapeutischen Auswertbarkeit in Wort und Bild. 6. Aufl., Haug-Verlag, Heidelberg, 1980.

Djerassi, F. und Mitarbeiter: Radiotopenuntersuchungen der Dentin-Zementgrenze im Tierexperiment, Zahnärztliche Praxis, Heft 3, 1967.

Fehrenbach, F.-J.: Pathomechanismen mikrobieller Infektionen, Vortrag aus Anlaß der Tagung der Internationalen medizinischen Gesellschaft für Elektroakupunktur nach Voll e.V., 1983.

Gasser, F.: Amalgam in Klinik und Forschung. Separatdruck aus Schweiz. Mschr. Zahnheilkunde, 82, 62; 1972.

Gasser, F.: Neue Untersuchungsergebnisse über Amalgam, Die Quintessenz, 12/1976.

Glaser, M. und *R. Türk:* Herdgeschehen Diagnostik und Therapie, Verlag für Medizin Dr. Ewald Fischer, Heidelberg, 1982.

Herber, R.: Amalgam-illusionäre oder reale Gefährdung. Zahnärztliche Praxis, 10/1981.

Hiller, E.: Untersuchungen über die Bedeutung gewisser Zerfallsprodukte im gangränösen Zahn für die Herderkrankung – Kritische Betrachtungen des Herdgeschehens. Hauser-Verlag, München, 1955.

Kramer, F. und *H. Peesel:* Potential-, Strom- und Energiemessungen im Munde. Zahnärztliche Praxis, 14/1977.

Leeser, O.: Lehrbuch der Homöopathie, Band A: Mineralische Arzneistoffe, 2. Auflage, Haug-Verlag, Heidelberg, 1968

Lodenkämper, H.: Neuere bakteriologische Untersuchungsergebnisse zur Herdinfektion und Kariesentstehung. Physikalische Medizin und Rehabilitation, Juli 1972, Heft 7.

Reckeweg, H.-H.: Homoeopathia antihomotoxica, Aurelia-Verlag, Baden-Baden, 1980.

Rheinwald, U.: Zahnärztliche Materialien als Ursache sogenannter Herderkrankungen. Zahnärztliche Mitteilungen, 12/1973.

Scheer, K. J.: Über Reaktionen im Zahn-Mund-Kiefersystem auf übliche dentale Werkstoffe und deren Bezug zu Störfeldern. Radiologische Medizin, 3/1980.

Sperner, F.: Edelmetall-Dentallegierungen! Edelmetallfreie Dentallegierungen? Dental-Labor, 12/1981. Verlag Merkur GmbH.

Thomsen, J.: Vergleichende Untersuchungen von Elektroakupunktur-Testergebnissen und bakteriologischen Befunden an Zähnen. Physikalische Medizin und Rehabilitation, August 1972, Heft 8.

Thomsen, J.: Können „vitale" Zähne am Herdgeschehen beteiligt sein? Zahnärztliche Mitteilungen, Heft 6/1974.

Thomsen, J.: Toxische Belastung des Organismus durch Aufbrennlegierung. Physikalische Medizin und Rehabilitation, 1/1980.

Till, T., W. Klein, F. Koscis: Über den Einfluß akuter Quecksilber-Belastungen auf den DNA-Metabolismus in vitro.

Voll, R.: Topographische Lage der Meßpunkte der Elektroakupunktur, Textband I, Bildbände I und II, Supplementband I. Medizinisch Literarische Verlagsgesellschaft mbH, Uelzen.

Voll, R.: Wechselbeziehungen von Odontonen und Tonsillen zu Organen, Störfeldern und Gewebssystemen, 4. Auflage 1966, Medizinisch Literarische Verlagsgesellschaft mbH, Uelzen.

Voll, R.: 25 Jahre Elektroakupunktur nach Voll und Medikamententestung, Medizinisch Literarische Verlagsgesellschaft mbH, Uelzen, 1982.

Voll, R.: Kopfherde, Diagnostik und Therapie mittels Elektroakupunktur und Medikamententestung, Medizinisch Literarische Verlagsgesellschaft mbH, Uelzen, 1974.

Voll, R.: Die Meßpunkte der Elektroakupunktur nach Voll (EAV) an Händen und Füßen, 2. Auflage 1983, Medizinisch Literarische Verlagsgesellschaft mbH, Uelzen.

Yesudian, S. und *E. Haich:* Sport + Yoga, 8. Auflage 1957, Verlag Eduard Fankhauser, Thielle (NE.), Schweiz.

Zimmermann, W.: Homöopathische Arzneitherapie, 2. Auflage 1974, Band 1 der Biologischen Taschenbuchreihe, Verlagsbuchhandlung Johannes Sonntag, Regensburg.

Abkürzungen

1. ZMK-Gebiet

ZMK-Gebiet	= Zahn-Mund-Kiefer-Gebiet
EM	= Edelmetall
EM-reduziert	= Edelmetallreduziert
NEM	= Nichtedelmetall
OK	= Oberkiefer
UK	= Unterkiefer
Chr. P.	= chronische Pulpitis
G. P	= gangränöse Pulpa
HFW	= Herdfernwirkung

2. EAV

EAV	= Elektroakupunktur nach Voll
MRB	= Mesenchymreaktivierungsbehandlung nach Voll
MP	= Meßpunkt
KMP	= Kontrollmeßpunkt
SMP	= Summationsmeßpunkt
+ hinter einem Meßwert	= Zeigerabfall
++ hinter einem Meßwert	= starker Zeigerabfall
+++ hinter einem Meßwert	= sehr starker Zeigerabfall
! hinter einem Meßwert	= Zeigerschnellen
Bl.	= Blasenmeridian
Di.	= Dickdarmmeridian
Dü.	= Dünndarmmeridian
3 E	= Endokriner Meridian
Gbl.	= Gallenblasenmeridian
He.	= Herzmeridian
Kr	= Kreislaufmeridian

Le.	= Lebermeridian
Lu.	= Lungenmeridian
Ma.	= Magenmeridian
Mi.	= Milzmeridian
Pa.	= Pankreasmeridian
Ni.	= Nierenmeridian
Ndg.	= Nervendegenerationsgefäß

3. Medikamente

Sdf.	= Sonderanfertigung. Mit „Sdf." bezeichnete Präparate sind Sonderpotenzierungen für Testzwecke, die auf Wunsch von Ärzten oder Zahnärzten von der Firma Staufen-Pharma hergestellt werden.

Allgemeine Vorbemerkungen für Testampullen
Buchstabe und Zahl bedeuten die Bezeichnung der Potenzreihe von dem genannten Mittel innerhalb des Lieferprogramms der Firma Staufen-Pharma.

HM ohne Nummer vor dem Mittel bedeutet, daß dieses Mittel von der Firma Staufen-Pharma nur in Einzelpotenzen geliefert wird und nicht in einer Potenzreihe.

Kuf-Reihe: 10 Ampullen eines homöopathischen oder isopathischen Medikamentes in aufsteigenden Potenzen. Hersteller Firma Staufen-Pharma.

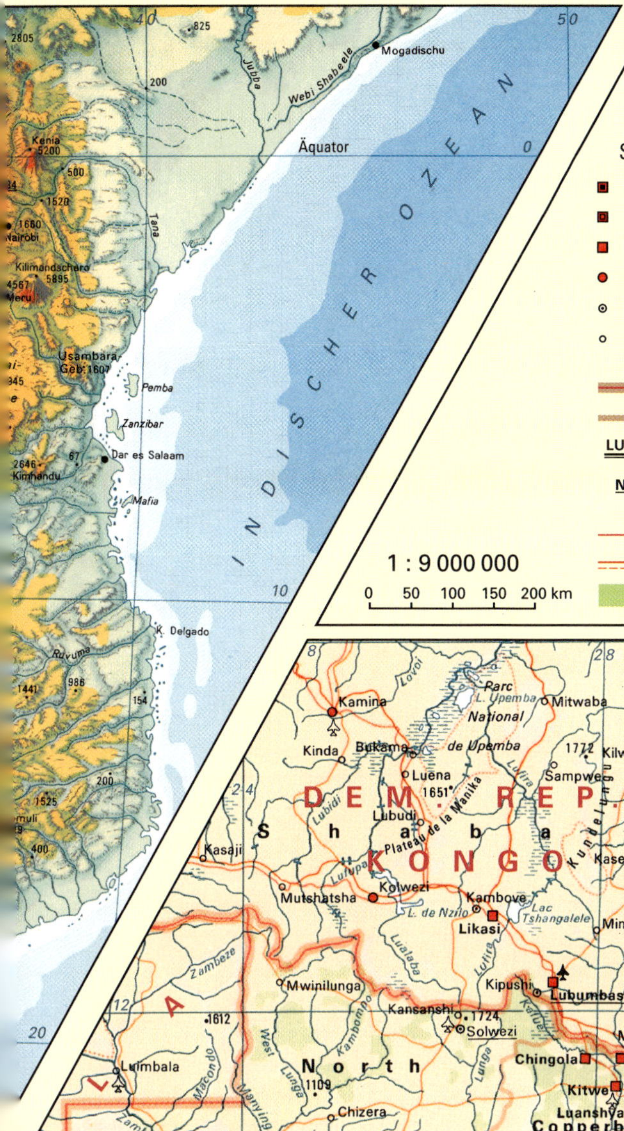

Sambia

Hauptstadt: Lusaka

Fläche: 752 614 km²

Bevölkerung:
Zählung 1990: 7,8 Millionen
Schätzung 1994: 9,3 Millionen

Verwaltungsgliederung: 9 Provinzen

Provinzen (Hauptstadt)
Central (Kabwe)
Copperbelt (Ndola)
Eastern (Chipata)
Luapula (Mansa)
Lusaka (Lusaka)
Northern (Kasama)
North-Western (Solwezi)
Southern (Livingstone)
Western (Mongu)

Siedlungen in Sambia
- mehr als 1 000 000 Einw.
- 500 000 - 1 000 000 Einw.
- 100 000 - 500 000 Einw.
- 50 000 - 100 000 Einw.
- 10 000 - 50 000 Einw.
- weniger als 10 000 Einw.

Staatsgrenze
Provinzgrenze
LUSAKA Landeshauptstadt
Ndola Provinzhauptstadt
Eisenbahnlinie
Straße und Piste
Wald

1 : 9 000 000
0 50 100 150 200 km

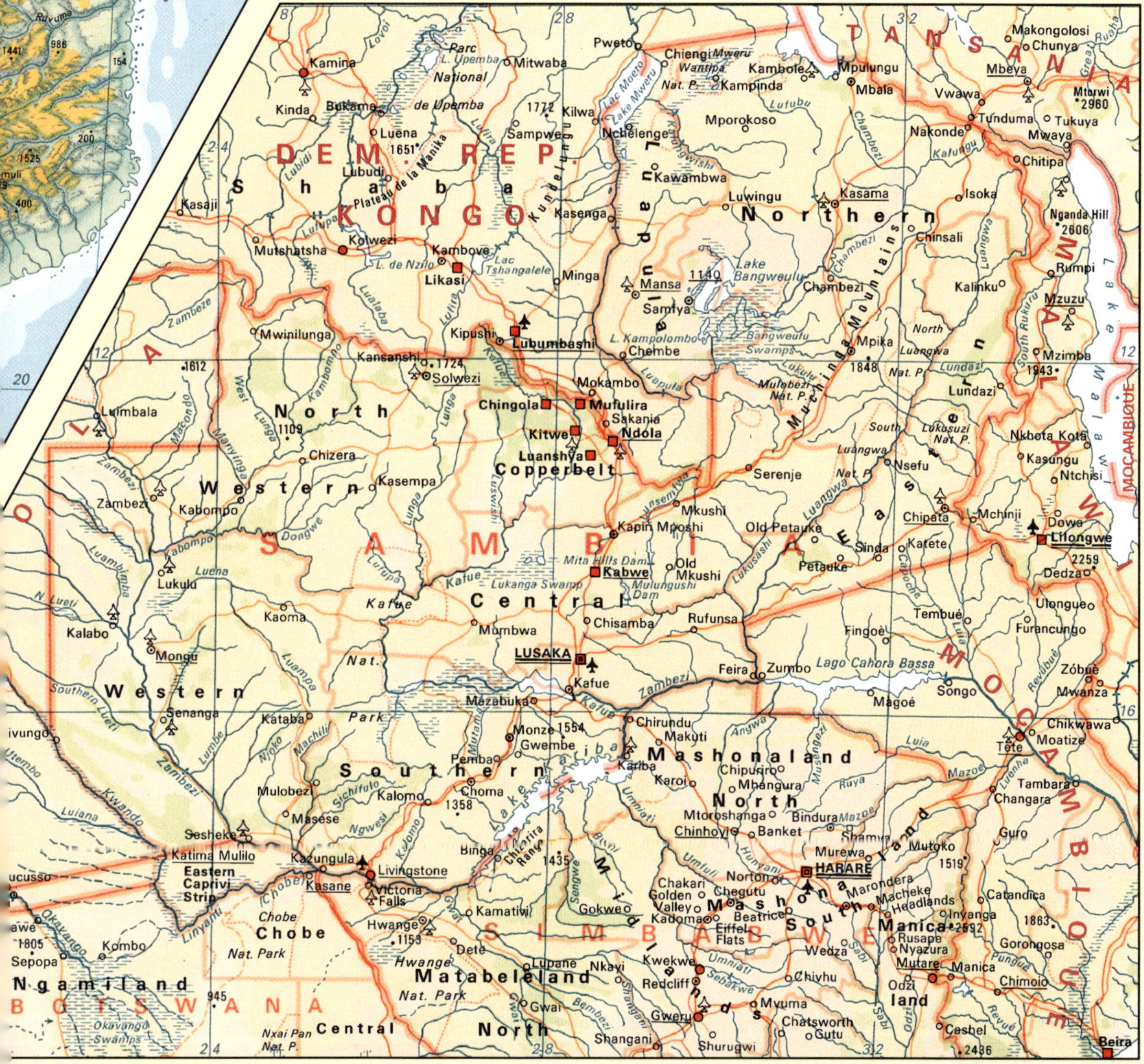